KB272603

알기 쉬운 奇經治療

미야와키 가즈토 지음
김 용 찬 옮김

지식산업사

よくわかる奇經治療

宮脇和登 著

(東京：たにぐち書店, 1994)

ⓒ 宮脇和登, 1994

알기 쉬운 奇經治療

초판 1쇄 인쇄 2001. 1. 10.
초판 1쇄 발행 2001. 1. 15.

지은이 미야와키 가즈토
옮긴이 김용찬
펴낸이 김경희
펴낸곳 (주) 지식산업사
　　　　서울시 종로구 통의동 35-18
　　　　전화 (02)734-1978(대) 팩스 (02)720-7900
　　　　http:// www. jisik. co. kr
　　　　e-mail: jsp@jisik.co.kr
　　　　　　　jisikco@chollian.net
　　　　등록번호 1-363
　　　　등록날짜 1969. 5. 8
인 쇄 청림문화사
제 책 (주)세신

책 값 20,000원

ⓒ 김용찬, 2001
ISBN 89 - 423 - 8020 - 4   03510

이 책을 읽고 옮긴이에게 문의하고자 하는 이는
지식산업사 편집부로 연락 바랍니다.

역자의 말

이 책은 미야와키 가즈토(宮脇和登) 선생의 《よくわかる奇經治療》를 번역한 것이다. 역자는 50년 가까이 환자들의 건강을 보살펴 오면서 '좀더 나은 치료법은 없는가' 하고 눈이 닿는 대로 책을 찾았고, 누가 秘方을 가지고 있다는 소문이 있으면 나이를 묻지 않고 찾아 배우려고 애써왔다. 이는 역자만의 경우가 아니고 醫療에 종사하는 이라면 東西古今을 가릴 것 없는 일일 것이다.

몇 해 전 일본 여행길에 어느 지방 도시 서점에서 우연히 이 책이 눈에 띄어 손에 넣은 뒤 臨床에서 宮脇선생의 처방대로 施術해 보니 탁월한 效驗이 있어 많이 참고하면서, 우리 나라 동료 醫學徒들에게 소개할 만하다고 생각하여 저자에게 이 뜻을 알렸더니, 쾌히 우리 말 번역을 허락해서, 이 책의 한국어판이 나오게 된 것이다.

돌이켜보면 우리 韓醫學은 일찍이 일본에 전해져 그곳에서 《東醫寶鑑》 등이 여러 차례 출간되었으며, 최근에도 韓末의 松又溪 선생이 쓴 《藏珍要編》이 일본어로 번역되어 나온 것을 볼 수 있다. 그런데 言文一致 문체로 씌어진 이 원본은 정작 우리나라에는 남아 있지 않는데, 이것은 지난 20세기 우리 겨레의 國亡의 불행이 가져온 한 예일 것이다.

새 千年紀에는 우리나라의 젊은 의학도들은 애써 우리의 전통을 이어받으면서 우리가 못 가진 남들의 우수한 것을 과감히 받아들여 우리 겨레는 물론이요 人類를 위해 빛나는 醫學과 醫術의 발전에 이바지할 새로운 許浚, 제2의 李濟馬가 탄생할 것을 바라는 마음 간절하다.

2000년 12월

金 龍 瓚

추천의 글

이번에 東洋鍼灸醫學會 北오사카(大阪)지부 미야와키 가즈토(宮脇和登) 선생이 《알기 쉬운 奇經治療》(よくわかる奇經治療)라는 책을 펴내게 되었다. 나는 臨床하는 틈틈이 이 책을 읽어 보았다.

奇經에 관해서는 《難經》의 27·28·29難에 그 기본이 서술되어 있다. 그러나 이것은 오로지 기초일 뿐 아니라, 그 후 약 3천 년의 세월이 흘렀고, 지역적으로도 중국 본토의 黃河文化圈과 우리 나라(일본)는 큰 차이가 있으므로 《난경》을 그대로 현재의 臨床에 사용할 수는 없는 것이다.

그렇다고 하더라도 《난경》은 鍼灸 임상에 뚜렷한 原典인 만큼 거기에는 기경의 훌륭한 기초이론이 있다.

미야와키 선생은 원전인 《난경》에다 많은 사람이 주창하는 學理와 助言을 덧붙이는 것과 함께, 자신의 풍부한 임상 경험을 중심으로 하여 곳곳에 직접 손수 만든 사진을 끼워 넣어 이번에 책으로 출판하게 된 것이다.

이 책 가운데 특히 제8장과 제9장은 우리들 鍼灸臨床家의 관심사인 難治病 환자의 臨床例인 만큼 흥미진진한 내용이 실려 있다.

우리들은 곧 그 일부를 임상 실험하여 그 신뢰성에 경탄했다. 따라서 여기에 이 책의 임상 가치를 칭찬하고 추천하는 바이다.

마지막으로 한마디 더 한다면, 연구심이 강한 미야와키 선생에 의하여 이 책이 增補改訂되어 완벽을 기할 것을 바라며, 추천사에 가름하고자 한다.

1994년 4월 도쿄 신주쿠 침구의센터에서
동양침구의학회 명예회장 후쿠시마 히로미치(福島弘道)

머리말

鍼灸師가 되어 21년의 세월이 지났다. 걸음걸이가 둔한 臨床家이다. 학생시절부터 여러 가지 治療에 흥미를 갖고 부딪쳐 보았다. 흥미를 가졌다기보다는 어떻게 하면 治療家로서 밥벌이를 하며 살아갈 것인가가 솔직한 본심이었다.

그러한 가운데 經絡治療와 奇經治療가 머리에 남아서 떨칠 수 없었다.

奇經治療는 몇 번이나 도중에 손을 놓아 버렸다. 그러나 떨쳐버릴 수가 없었다. 무엇인가 마음에 끌리는 바가 있었다.

옛 간사이(關西)鍼灸柔整專門學校 재학 중에 와다 세이키치(和田淸吉) 선생으로부터 그 방법론을 배웠고, 故 야마모토 쓰네오(山本常夫) 선생으로부터 이론을, 그리하여 후쿠시마 히로미치(福島弘道) 선생으로부터 經絡治療와 그 補助療法으로서 임상에서 응용할 수 있는 奇經治療를 배웠다.

鍼灸師가 되고 나면 한번쯤 뜻을 두게 되는 奇經治療도, 간단하지만 深奧하며, 효과가 있기도 하지만 없는 때도 있다는 등의 말을 들으면서 차츰 잊어지고 있는 것이 현상인 것 같다.

현재, 여러 선배들에 의해 奇經治療에 관한 책이 나와 있으나 그 자세함은 충분히 밝혀져 있지 않은 것이 사실인 것이다.

나는 經絡治療의 本治法을 배우기 이전부터 奇經治療를 해왔다. 그 덕으로 臨床에 곧 실천이 가능한, 확실한 奇經治療를 독자들에게 소개할 수가 있다.

《素問》,《靈樞》,《難經》을 根幹으로 하는 經絡治療가 일본의 鍼灸術에서 사라져 버리는 것이 아닌가 하는 危機感이 있는 가운데, 조금이라도 經絡·經穴의 중요성을 이해시키기 위하여, 또한, 初學者를 위하여 저술한 것이다.

일본의 古典鍼灸術을 가르쳐 주신 여러 스승님들의 은혜에 보답하기 위하여, 또한 후배들에게 傳承하도록 하기 위하여 이 책을 썼기에 작은 도움이라도 된다면 다행이겠다.

이 책을 읽는 것만으로는 아무 도움이 되지 않을 것이다. 실제 臨床에서 응용하여 주시기를 바라마지 않는 것이다.

제1장　正經治療와 奇經治療

제2장　奇經流注

제 3 장 八總穴의 부위와 取穴法
— 附 合谷·陷谷·太衝·通里

제4장 奇經病證

제 5 장　診察과 診斷

제 6 장 奇 經 腹 診

제 7 장 테스터와 施術方法

제 8 장 治療의 實際

제 9 장 각 疾患과 症例

제1장 正經治療와 奇經治療

天人合一의 동양의학에서는 우리들의 몸[身體]을 小宇宙라고 보고 있다. 自然 속에 있는 人間은 그 영향을 크게 받으며 살아가고 있다.

가령 봄[春]이 되면 草木은 싹이 트고, 여름[夏]에는 잎을 활짝 피우고, 가을[秋]에는 찬기운이 늘어나므로 나뭇잎들은 시들어서 땅위로 떨어지고, 겨울[冬]에는 씨앗이 땅이라는 母體에 감싸 안기게 되는 것이다.

신체도 봄에는 細胞가 增殖하고, 여름에는 生長을 하며, 가을에는 추위에 대비하기 위하여 生長을 멈추고, 겨울에는 寒冷에 따른 에너지의 소모를 적게 하기 위하여 생명의 활동을 최소화한다. 이와 같이 해서 大自然의 움직임에 따르고 있는 것이다.

이 자연의 움직임을 단적으로 파악한 것이 四季의 旺脈이다. 사계의 왕맥이 느껴지지 않을 때는 신체에 무엇인가 이상이 일어났음을 의미하는 것이다. 예컨대 봄철에는 弦脈이 느껴져야 정상인데, 현맥이 잡히지 않는 경우이다.

이 자연 속에 없는 신체를 조정하기 위하여 온몸을 둘러싼 十二經絡을 치료하면 효과가 있게 되는 것이다.

이렇게 하는 데는 십이경락 외에도 다른 루트가 있는데, 이것을 奇經이라 부르고 總稱하여 經絡이라 하는 것이다.

제1절 正經과 奇經

1. 正 經

正經은 常經이라고도 불리는데, 手足의 三陰三陽의 十二經絡을 말한다. 십이경락의 內外를 氣血이 순환하고, 이것이 人體의 각 부분을 모두 분담 지배하고 있는 것이다. 즉 온몸[全身]의 榮養, 發育, 生殖, 疲勞回復, 병의 예방 등 그 생명활동을 영위하는 통제기구가 바로 십이경락이다.

보통 이 십이경락을 調整[補瀉]하는 치료법을 經絡治療라고 한다.

2. 奇 經

《十四經發揮》에는 "脈에는 奇와 常이 있다. 十二經은 常經이며, 奇經八脈은 잡히지 않는다. 그러므로 이것을 기경이라고 한다. 무릇 이것 때문에 인간의 氣血은 항상 十二經脈으로 간다. 그 諸經이 가득 넘쳐 흘러서[滿溢] 기경에 들어간다"고 씌어 있으며, 연구자에 따라서는 常經의 排水路와 같다고 말하지만, 나는 배수로라고 하기보다 傍側循環系統이라고 보고 있고, 臨床 경험에서 기경은 正經보다 흘러 넘칠 뿐 아니라 항상 존재하고 있다고 굳게 믿고 있다.

이 奇經에는 八脈이 있는데, 바로 督脈, 任脈, 衝脈, 陽維脈, 陰維脈, 帶脈, 陽蹻脈, 陰蹻脈을 말한다.

제2절 正經의 치료와 奇經의 치료

1. 正經의 치료

正經을 사용하여 치료하는 방법을 말하는데, 속칭 經絡治療라고도 한다. 그런데 경락치료라고 할 경우 넓은 의미에서는 모든 경락(奇經을 포함)의 調整을 가리키기도 한다.

十二經絡을 조정한다는 것은 어떠한 의미일까.

우리 조상들은 십이경락의 내외를 氣血이 순환하고 있고, 이 기혈이 너무 넘치거나 부족한[大過不及] 상태를 病이라고 생각한 것이다.

십이경락의 氣血의 변동을 四診法에 따라 뽑아내[選出]고, 그 주된 경락을 證으로 한 것이다. 이 證이 결정되면 '難經六十九難'의 법칙에 따라 選穴을 하고, 虛한 經에는 補法을, 實邪가 있는 經에는 瀉法을 행하는 것이다.

즉 十二經의 변동이라는 것은 生命力이 감퇴한 것을 말하며, 경락을 證에 따라 補瀉·調整하는 것은 생명력을 강화(自然治癒力을 높임)시키는 것이다.

따라서 사람들이 앓게 되는 대부분의 병에 대응할 수 있고 또 건강유지와 老化 예방에 보탬이 되는 것이다.

2. 奇經의 치료

奇經八脈을 사용하여 치료를 하는 방법으로 故 마나카 요시오(間中喜雄) 박사나 하마마쓰(浜松)의 나가도모 지로(長友次郎) 씨 등에 의해 기본적인 치료방법이 발표되었다.

그 후 여러 선배들이 시험하여 奇經治療의 효력에 성과가 나타났다. 그러나 필자 주위에 오는 사람들은, 奇經治療는 그다지 잘 모른다든가 별로 효과가 없다는 등의 말을 하고 있는 것 같다.

이 치료법은 그 治療穴인 八總穴을 짝지어서 행하는 것이다. 결국 陽維脈으로 치료하려고 하면 帶脈이 그와 짝짓게 되는 것이다.

配合은 다음과 같이 한다.

督　脈 — 陽蹻脈

陽維脈 — 帶　脈

任　脈 — 陰蹻脈

陰維脈 — 衝　脈

또한, 그 主治穴은 八總穴이 代表穴로 되어 있다. (표 1)

표 1. 奇經의 主治穴

奇　經	主治穴	所屬經絡
督　脈	後　谿	小腸經
陽蹻脈	申　脈	膀胱經
陽維脈	外　關	三焦經
帶　脈	臨　泣	膽　經
任　脈	列　缺	肺　經
陰蹻脈	照　海	腎　經
陰維脈	內　關	心包經
衝　脈	公　孫	脾　經

　　실제로 치료를 하는 경우에, 예를 들면 陽維脈이라고 證을 결정했으면 外關穴이 치료혈이 되므로 여기에 우선 플러스로 작용하는 鍼을 놓고, 配合穴인 臨泣穴에 마이너스로 작용하는 鍼을 놓는다. 그 다음 置鍼 시간을 정해서 치료효과가 나타나면 拔鍼을 하는 것이다. 상세한 것은 제8장 제2절에서 실제로 치료방법을 설명하고 있으니 참조하기 바란다.

제3절　正經治療와 奇經治療의 차이점

二經二穴을 配合하는 것만으로 치료하는 것이라 하여 누구나 주목하고 있으나, 正經과 奇經에는 생체에 미치는 영향도 당연히 차이가 있다. 다음으로 正經治療(經絡治療)와 奇經治療의 차이점을 들어보기로 하자.

표 2에서 보는 바와 같이, 正經治療는 診察, 診斷, 治療까지가 복잡하나, 奇經治療는 간단하여 조금만 공부하면 누구라도 활용할 수 있는 것이 특징이다.

또 奇經에는 卽效性이 있으나 급속하게 원래대로 돌아가 버리는 큰 결점도 있다.

經絡治療는 全體治療이고, 목적이 生命力의 강화에 있어서, 病名이 밝혀지지 않아도 전혀 지장이 없다. 반면에 奇經治療는 목적이 局限性이며, 病을 치료하려 한다면, 어떠한 전체 치료를 하지 않으면 안 된다. 예컨대 온몸의 基本穴에 刺鍼, 施灸 또는 太極療法 등과 같은 것이다.

아주 간단하게 正經治療와 奇經治療를 비교해 보았는데, 이런 것들은 두 가지를 실천하는 과정에서 비교할 수 있는 것이다.

표 2. 正經治療와 奇經治療의 비교

	正 經 治 療	奇 經 治 療
目 標	生命力의 강화	症狀의 消失
對象經絡	十二經絡	二~四經絡
卽效性	다소 시간이 걸릴 수도 있다.	卽效性이 있다.
持續性	있다.	없다.
手技와 手法	補瀉의 手法이 필요하다.	置鍼으로 충분하다.
診斷法	四診法(望·聞·問·切) 특히 脈診이 중심이 된다.	壓診點·流注 病症·테스터로 충분하다.
治療法	五行穴을 사용하여 手技手法의 테크닉 脈診力이 필요하다.	플러스鍼과 마이너스鍼을 쓴다. 切皮 정도를 하여 置鍼하여도 좋다.

제4절 二經治療

《鍼灸聚英》에는 奇經病證이 씌어 있고 대부분의 病證에 효과가 있다고 되어 있다. 그러나 奇經八脈만으로는 아무리 하여도 좋은 결과를 얻지 못할 때, 두 개의 경락을 연결했더니 뚜렷한 효과가 있었고, 여러 가지 검토를 하여 二經治療라 부르게 되었다.

1. 太衝 – 通里

이전에 무릎 안쪽[膝內側] 曲泉穴 부근의 통증이 아무리 해도 치료되지 않아 곤경에 처해 있을 때, 후쿠시마 히로미치(福島弘道) 선생이 肝經의 太衝穴과 心經 通里穴을 연결함으로써 치료된다는 것을 듣고, 필자도 시험해 보았더니 뚜렷한 효과가 있었다.

이 太衝穴과 通里穴을 연결하여 다른 데에도 효과가 있는 질환이나 증상이 있는 것이 아닌가 하고 연구를 계속한 결과, 많은 질환에 응용할 수 있음을 알았다. 물론 이와 반대로 通里–太衝이라는 사용방법도 마찬가지였다. (제4장)

* 太衝–通里를 足厥陰脈, 通里–太衝을 手少陰脈이라고 부른다.

2. 合谷 – 陷谷

奇經治療는 八總穴을 사용하여 행하는 것인데, 이 八總穴은 正經에 소속되어 있고, 소속되지 않은 경락은 肝經, 胃經, 大腸經, 心經의 四經이다.

앞에 서술한 足厥陰脈(太衝–通里)을 제외하면 나머지는 大腸經과 胃經이 된다. 이것은 手足의 陽明經이라는 것으로서, 이전부터 어떤 형태로 사용되고 있었다.

異種金屬을 사용해서 치료효과를 얻으려고 한 것은 奇經的 發想에서였다.

후쿠시마 선생은 乳腺炎 환자에게 사용하여 뚜렷한 효과를 보았다고 발표했으며, 필자도 같은 證例를 치료해서 뚜렷한 효과를 거두고 있다.

또 陷谷-合谷을 사용할 경우, 그 적응증의 범위도 크게 확대되어 매우 중요시하고 있다.

* 合谷-陷谷을 手陽明脈, 陷谷-合谷을 足陽明脈이라고 부른다.

제**2**장 　奇 經 流 注

奇經治療를 실제로 시행할 경우, 그 證을 결정하는 데 절대 필요한 조건으로서 流注가 있다. 따라서 奇經流注는 잘 이해해 둘 필요가 있다. 主訴, 愁訴가 어느 經의 변동인가를 아는 것이, 이 치료법의 치료효과에 커다란 영향을 주고 있다.

제1절　督　脈

會陰部에서 시작하여, 長强(督)에서 仙椎, 腰椎, 脊椎로 올라가, 身柱에서 좌우로 갈라져, 風門(膀胱)을 돌아서 陶道穴에, 大椎에서 위로 올라가 風府에 이르고, 여기서 後頭骨 뒤로 들어가 腦에 속하고, 다시 나와서 정수리의 百會에 가고, 여기에서 이마를 돌아서 鼻柱를 통하여 水溝에 내려와 윗입술[上脣] 속에서 齦交에 이르러 끝나고, 任脈과 만난다. (그림 1)

＊관련 경락 : 督脈은, 諸陽의 바다[海]라고 부르고 手足의 諸陽經과 관련하며, 後谿에서 小腸經과 만난다.

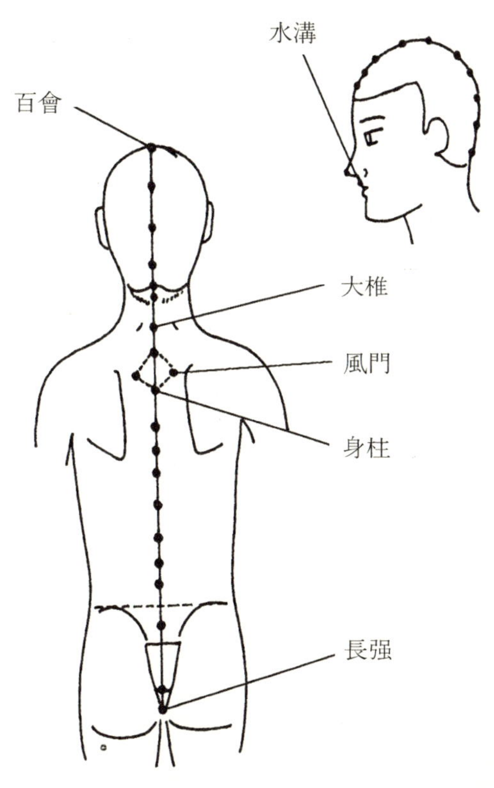

그림 1. 督脈의 流注

제2절 陽蹻脈

膀胱經의 別脈이라고도 하며, 바깥 복사뼈[外踝] 아래, 申脈[膀胱]을 기점으로 하여, 僕參(膀胱)을 돌아서, 跗陽·委陽으로 올라가, 오금[膝窩]에서 바깥쪽을 방광경의 外方 支脈을 따라 위로 올라가 大轉子의 바깥쪽을 돌아서, 居髎(膽)를 통하고 背部膀胱經의 二行線을 따라 갈라져 위로 올라가, 이곳에서 肩胛骨을 뚫어서 臑兪(小腸)를 가로질러, 肩髃·巨骨[大腸] 위로 올라가, 이곳에서 人迎[胃]으로 달려서 胃經을 거꾸로 올라가, 地倉, 巨髎, 承泣, 晴明[膀胱]에 이르러 다시 膀胱經과 만나고, 여기에서 위로 올라가 頭部를 돌아, 後頭部의 風池[膽]에서 뇌로 들어간다. 여기에서 膽經과 陽維脈에 교차한다. (그림 2)

 *관련 경맥 : 足의 膀胱經, 膽經, 胃經과 手의 小腸, 大腸經과 督脈에 관련된다.

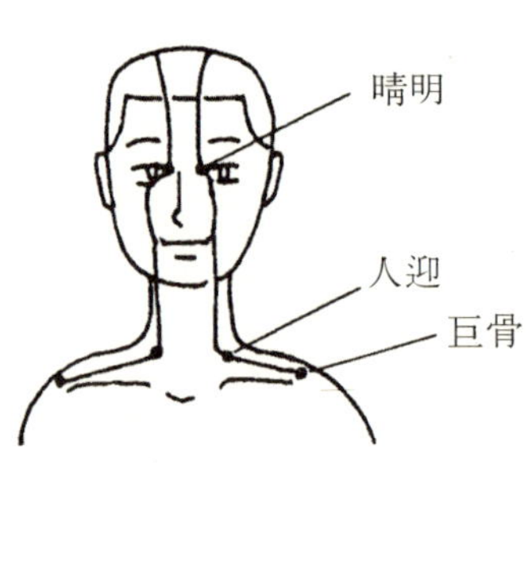

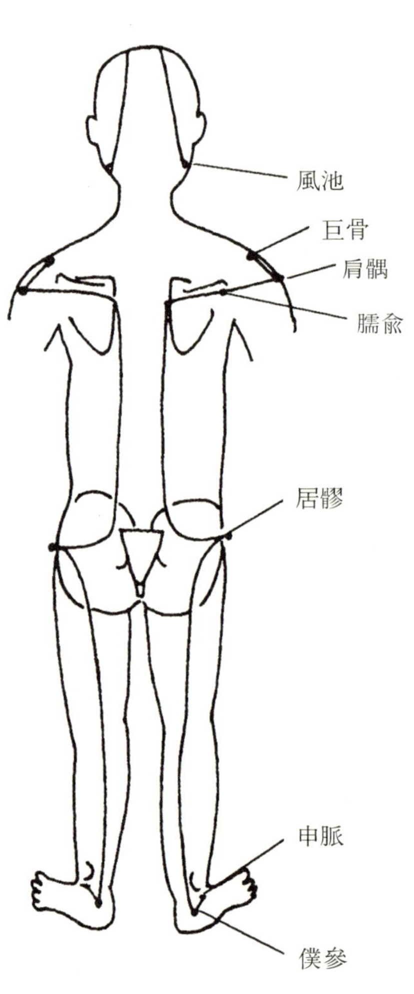

그림 2. 陽蹻脈의 流注

제3절 陽 維 脈

　外踝 前外下의 金門[膀胱]에서 시작하여, 이곳에서 膽經의 流注(懸鐘~陽交 등)와 일치하고, 下腿·大腿의 바깥쪽을 위로 올라가 大轉子 앞에서 居髎로 들어간다. 여기에서 下腹部, 膽經(維道·五樞·帶脈)을 위로 올라가 京門[膽]에 이르고, 여기에서 곧바로 올라가 肩胛骨 가장자리를 돌아 바깥쪽 아래 臂臑[大腸]를 돌아 臑兪[小腸], 天髎[三焦], 肩井[膽]에 올라가 귀 뒷부분을 지나서 風池[膽]로 가서 腦空·承靈·正營·目窓·陽白으로 내려가 여기에서 反轉해서 本神[膽]에 이르러 끝난다. (그림 3)

　*관련 경맥 : 手足의 太陽·少陽·督脈으로 全陽經과 관련된다.

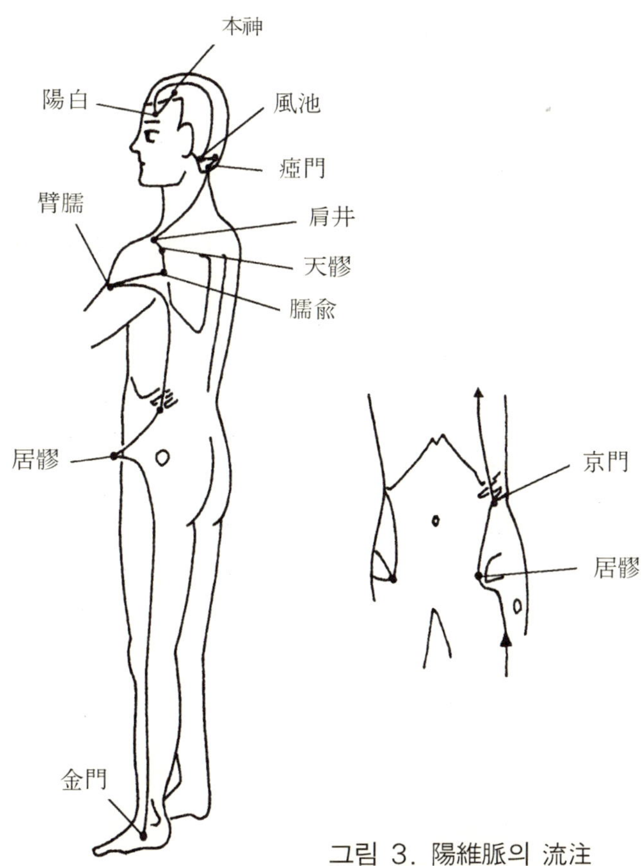

그림 3. 陽維脈의 流注

제4절 帶 脈

　제11 肋軟骨 先端 아래의 章門[肝]에서 시작해서, 여기에서 帶脈[膽]으로 내려가, 앞은 배꼽[臍]을, 뒤는 命門[督]을 통하여 온몸을 한바퀴 돈다. 다시 帶脈에서 膽經의 五樞·維道로 내려간다. (그림 4)

　* 관련 경맥 : 온몸을 한바퀴 돌아 足의 小陽經에서 維道穴과 만난다.

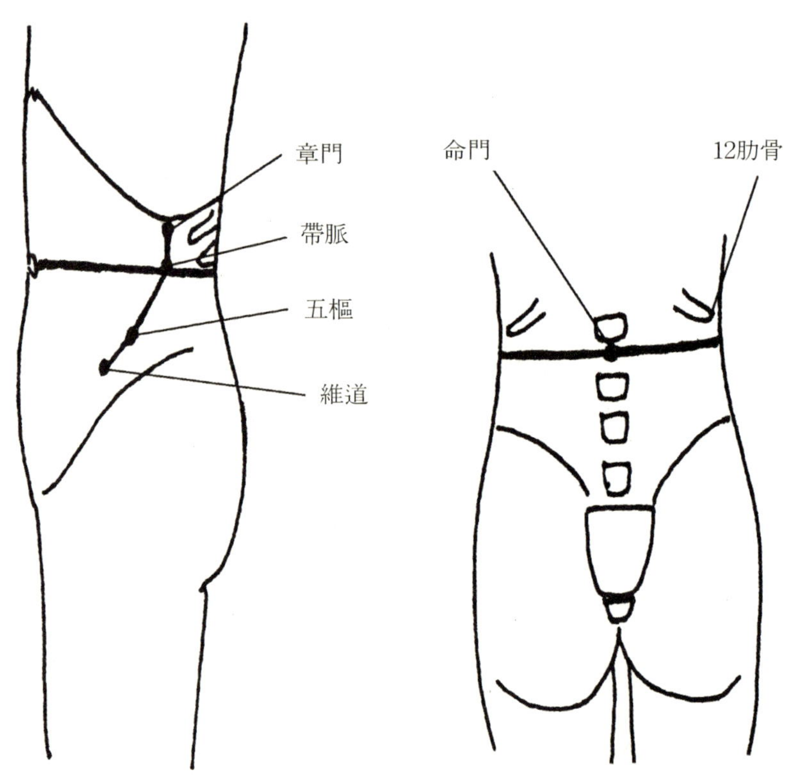

그림 4. 帶脈의 流注

제5절 任 脈

任脈은 督脈, 衝脈과 기원을 같이한다. 一源三岐라고도 한다. 男女 다 같이 會陰部를 起點으로 하고, 여기에서 앞쪽으로 나와서 腹部·胸部의 正中線을 올라가, 咽喉를 돌아, 목 부위로 올라가 承漿[任]에서 끝난다. 經脈은 다시 입술을 돌아, 윗잇몸[上齒齦]에 들어가서 齦交에서 督脈과 합하고, 다시 갈라져서 얼굴로 올라가 눈밑의 承泣[胃]에서 끝난다. (그림 5)

* 관련 경맥 : 任脈은 여러 陰經의 總督이 되어 陰脈의 바다라고도 말하며, 手足의 여러
   陰經과 관련하고 列缺에서 肺經과 만난다.

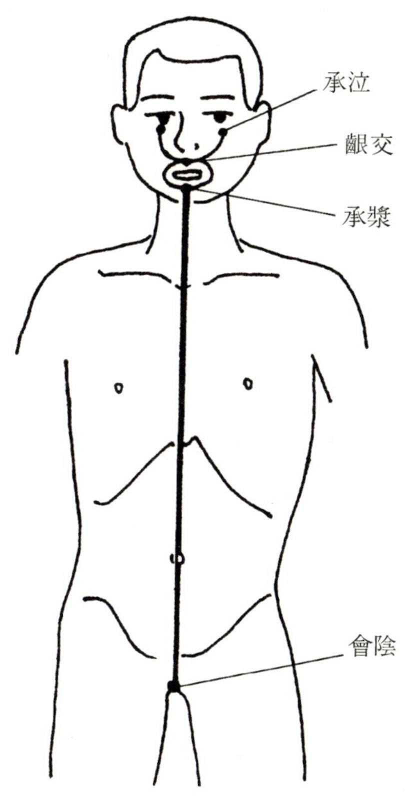

그림 5. 任脈의 流注

제6절 陰蹻脈

　陰蹻脈은 腎經의 別脈이라고도 하며, 안쪽 복사뼈 아래 照海[腎]에서 시작하고, 交信[腎]에 올라가, 腎經을 따라 下腹部에서 上腹部로 들어가 心下部에서 腎經과 갈라져서 乳腺으로 올라가 缺盆[腎]에 들어간다. 여기에서 人迎[胃] 앞으로 나와서 腎經과 나란히 衝脈과 합하여 咽喉를 돌아, 다시 코를 따라 올라가 睛明[膀胱]에 이른다. (그림 6)

＊관련 경맥：腎經, 胃經, 脾經, 任脈, 肺經에서 半身의 陰經과 관련한다.

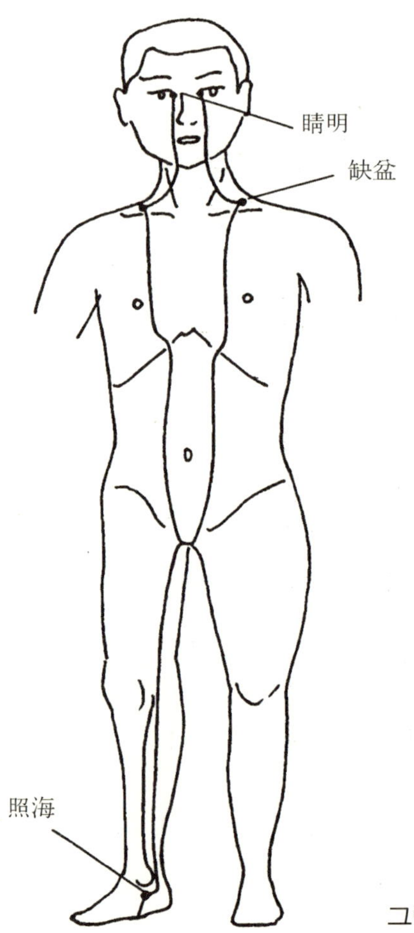

그림 6. 陰蹻脈의 流注

제7절 陰 維 脈

少陰腎經의 築賓에서 시작하고, 여기에서 腎經을 따라 下腿, 陰谷[腎]으로 올라가, 무릎 관절 안쪽으로 올라가, 肝經을 지나서 脾經[血海, 箕門]을 따라, 大腿部를 올라가, 鼠蹊部에 들어가서 府舍[脾]에 올라가, 다시 腹部의 脾經을 따라, 大橫[脾], 腹哀[脾], 期門[肝]에서, 膻中[任]을 향하여 위로 올라가다가 天突[任]에서 廉泉[任]에 이른다. (그림 7)

*관련 경맥 : 腎經, 脾經, 肝經, 任脈, 心包經. 몸 내부에 관련을 갖고 있다.

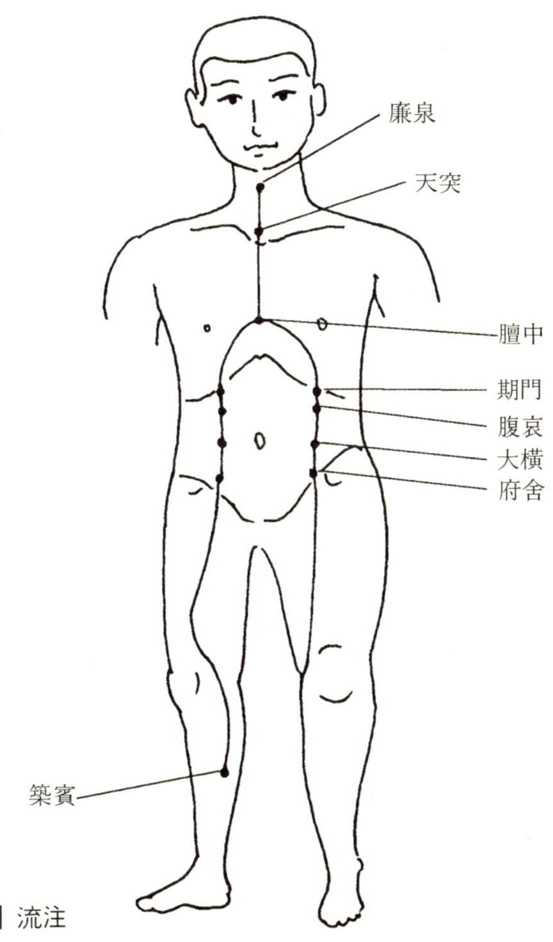

그림 7. 陰維脈의 流注

제8절 衝 脈

任脈, 督脈, 두 脈과 함께 小腹胞中에서 시작하고, 會陰部에서 氣衝[胃]으로
나오고 腹部의 腎經을 따라 위로 올라가서, 氣舍[胃]를 통하여 頸部 腎經을 따라
咽喉를 돌고, 다시 任脈을 달려서 입술을 돈다. 또 氣衝에서 大腿로 내려가 무릎
관절 안쪽에서 陰谷[腎]에 이르고 여기에서 脾經을 따라 내려가, 三陰交[脾]에 이
른다. (그림 8)

*관련 경맥 : 任脈, 督脈, 胃經, 腎經, 脾經과 관련하고 十二經脈과 만난다.

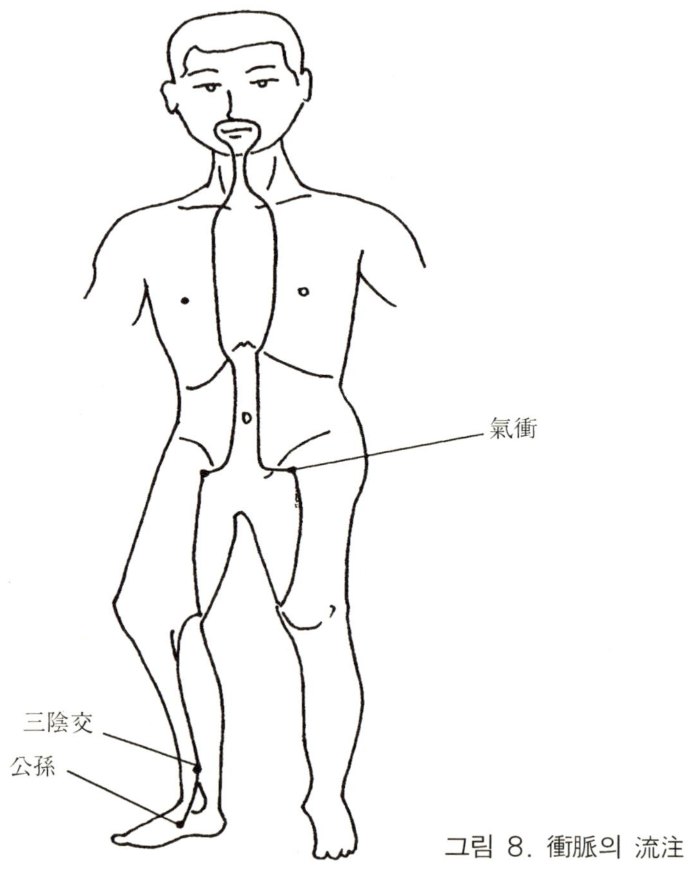

그림 8. 衝脈의 流注

제9절 手陽明脈(大腸經)

經穴 ― 商陽·二間·三間·合谷·陽谿·偏歷·溫溜·下廉·上廉·三里·曲池·肘髎·五里·臂臑·肩髃·巨骨·天鼎·扶突·禾髎·迎香의 20穴.

流注 ― 둘째손가락 끝[示指端]의 商陽穴에서 시작하여 제1, 제2의 中手骨 사이의 合谷穴을 지나서 팔[前腕]의 바깥쪽[前外側]을 통하고, 올라가 팔꿈치 관절[肘關節]의 曲池穴에 이르러, 어깨[上腕]로 올라가 臂臑穴에서 三焦經의 臑會穴에서 엇갈려 만나, 올라가서 肩髃穴을 거쳐 목[頸] 督脈의 大椎穴에 이르고, 앞으로 돌아와서 胃經의 缺盆穴에서 흉곽 안으로 들어가서 폐를 휘감고, 橫膈膜을 관통하고서 배꼽[臍] 옆의 天樞穴의 부위에 이르러 大腸에서 만난다[屬會].

支脈은 缺盆에서 갈라져서, 목에서 뺨[頰]으로 올라가고, 아랫니의 잇몸에 들어가 입을 돌아서 코와 입술의 중앙[人中] 부위에서 좌우로 교차하고, 코의 옆[迎香穴]에서 끝난다. 여기서부터 胃經이 시작되는 곳이다. (그림 9)

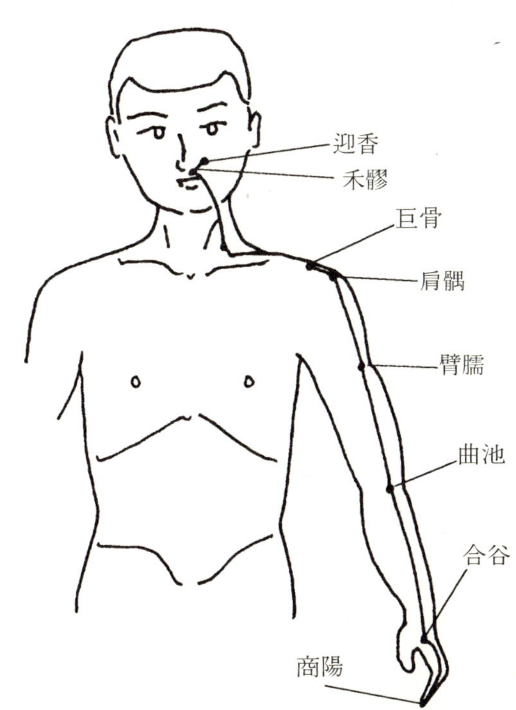

그림 9. 大腸經의 流注

제10절 足陽明脈(胃經)

經穴 — 承泣・四白・巨髎・地倉・大迎・頰車・下關・頭維・人迎・水突・氣舍・缺盆・氣戶・庫房・屋翳・膺窓・乳中・乳根・不容・承滿・梁門・關門・太乙・滑肉門・天樞・外陵・大巨・水道・歸來・氣衝・髀關・伏兎・陰市・梁丘・犢鼻・三里・上巨虛・條口・下巨虛・豐隆・解谿・衝陽・陷谷・內庭・厲兌의 45穴.

流注 — 迎香穴에서 鼻莖을 올라가, 코의 山根에서 좌우로 서로 만나 다시 갈라져서, 눈초리를 통하여 눈동자 바로 아래 七分의 承泣穴에 이르고, 코의 바깥쪽으로 내려가 웃니로 들어간다. 나와서 입의 바깥쪽을 빙 돌아, 아랫입술 아래 承漿穴에서 좌우로 만나고, 턱 아래쪽을 돌아 귀 앞으로 나와서, 광대뼈[顴骨弓]를 감싸고 관자놀이[顳顬部]에 들어가 客主人, 懸釐, 頷壓穴에서 膽經에 가로질러 만나고, 올라가서 頭維穴을 거쳐 膽經의 本神穴, 督脈經의 神庭穴에 이른다.

그 支脈은 턱에서 갈라져서 咽喉를 돌아, 胸骨과 유방 사이로 내려와 胃에 속하고 脾를 휘감아, 내려와 氣衝穴에서 本經과 합한다. 또 따로 턱에서 갈라져서 直行하는 것은, 缺盆穴에서 乳腺을 통하여, 腹直筋을 따라 내려가서 氣衝穴에 이르고, 支脈을 합하여 大腿의 前外側을 통하고, 무릎을 돌아 下腿의 前外側을 통하여 발등에 이르고, 둘째 발가락의 끝 厲兌穴에서 끝난다. (그림 10)

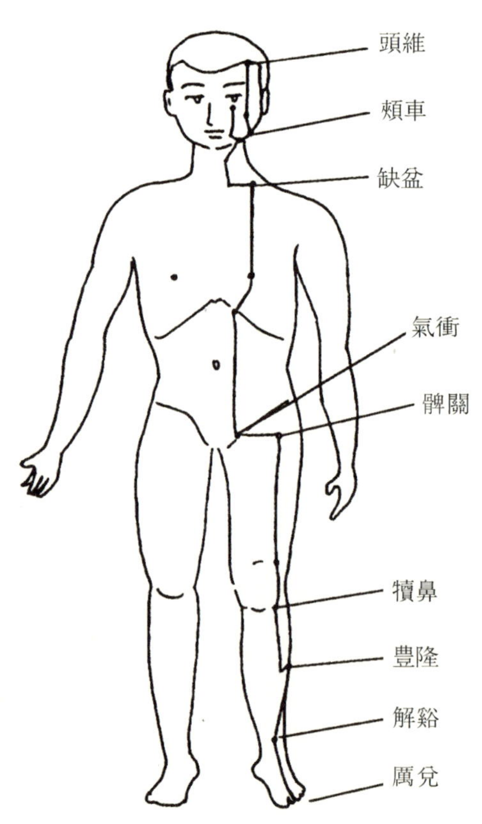

그림 10. 胃經의 流注

제11절　足厥陰脈(肝經)

經穴 ― 大敦·行間·太衝·中封·蠡溝·中都·膝關·曲泉·陰包·五里·陰廉·章門·期門의 13穴.

流注 ― 第1趾 外端의 大敦穴에서 시작하여, 제1 제2 中足骨 사이를 위로 올라가 안쪽 복사뼈 앞에 이르러, 다리 內側의 三陰交穴에서 서로 만나고 뼈 가장자리를 따라 올라가 무릎 안쪽 曲泉穴을 거쳐 大腿의 內側으로 올라가 股動脈에서 배로 들어가, 陰毛 부위에서 外陰部를 돈다. (그러기 때문에 交接器는 肝經의 지배를 받는 것이다) 다시 배로 올라가 任脈의 關元穴 부위에서 좌우로 갈라져 期門穴 부위에서 胃를 끼고, 肝에서 만나고, 가슴 속으로 들어가 氣管, 喉頭를 거쳐서 眼系를 돌아, 이마에서 百會穴에 이르러 督脈과 만난다. 눈에서 갈라져서 아랫입술을 돈다.

또 肝에 속하는바, 期門穴에서 갈라져서 가슴 속으로 들어가, 肺를 돌아, 내려와 中脘穴 부위에 이르러 肺經이 시작하는 곳에서 만나 끝난다. (그림 11)

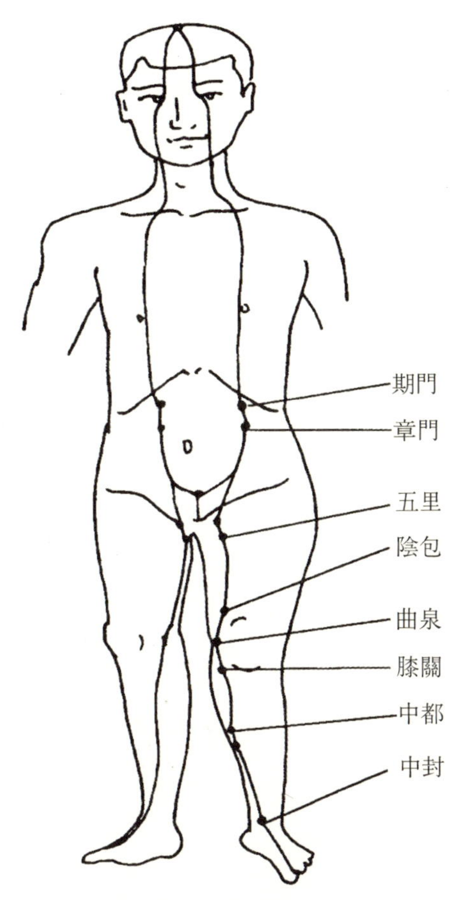

그림 11. 肝經의 流注

제12절 手少陰脈(心經)

經穴 ─ 極泉・靑靈・少海・靈道・通里・陰郄・神門・少府・少衝의 9穴.

流注 ─ 脾經의 心臟에 이르는 곳에서 시작하고, 조금 위로 올라가 心系(지금의 肺動脈) 부위에서 아래로 내려와 任脈의 下脘穴 부위에서 小腸을 휘감는다.

또 心系에서 위로 올라가 咽喉를 끼고, 올라가 눈에 이른다. 本經은 心系 부위에서 肺臟을 돌아 겨드랑이[腋下]에 이르고, 極泉穴 부위에서 外經이 시작된다. 어깨[上腕]의 안쪽을 통하고, 팔[前腕]의 새끼손가락 옆을 통하여 小指內端 爪甲部의 少衝穴에서 끝난다. (그림 12)

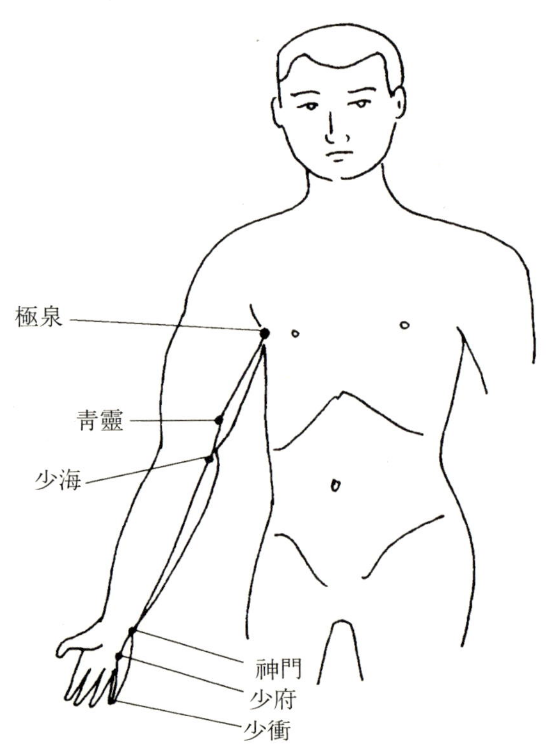

그림 12. 心經의 流注

제3장 八總穴의 부위와 取穴法

— 附 合谷·陷谷·太衝·通里

　　奇經八脈에는 특정한 치료점이 없고, 奇經治療로서는 正經 가운데 주로 絡穴을 빌려서 그 치료점으로 하고 있다.

　　奇經治療에서는, 置鍼이 치료법의 하나가 되기 때문에, 經穴의 取穴이 매우 중요하다. 그래서 臨床에서 얻어진 치료점을 들어서 뒤에 기술하는 '제8장 治療의 實際'를 참조해 주기 바란다.

제1절　八　總　穴

1. 後谿　督脈(小腸經)

部　位　제5 中手指節 關節 위의 尺
　　　　側, 赤白肉 사이에 있다.
取穴法　가볍게 손을 쥐고, 제5 中手
　　　　骨과 基節骨의 關節部 尺側
　　　　의 갈라진 금 가운데 赤白
　　　　肉 사이를 손톱으로 누르는
　　　　것처럼 하여 取穴한다.
　　　　(그림 13)

＊八總穴의 取穴法에서는, 이 穴이 가장 특
　징적이다. 즉 주먹을 쥐고 새끼손가락 쪽
　(小指側)이 위가 되도록 하여 取穴한다.

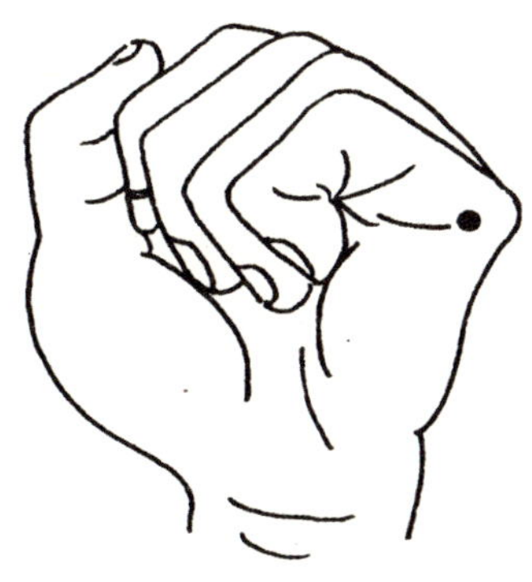

그림 13. 後谿穴의 위치

2. 申脈·陽蹻脈(膀胱經)

部　位　바깥 복사뼈[外踝] 아래 5
　　　　分에 있다.

取穴法　바깥 복사뼈 바로 아래의
　　　　약간 뒤쪽에 長腓骨 힘줄
　　　　[筋腱]이 있는데, 이 힘줄
　　　　을 손가락으로 약간 앞쪽
　　　　으로 끌 듯이 하여 누르면
　　　　뚜렷한 壓痛이 있다. 이것
　　　　을 눈여겨서 取穴한다.
　　　　(그림 14)

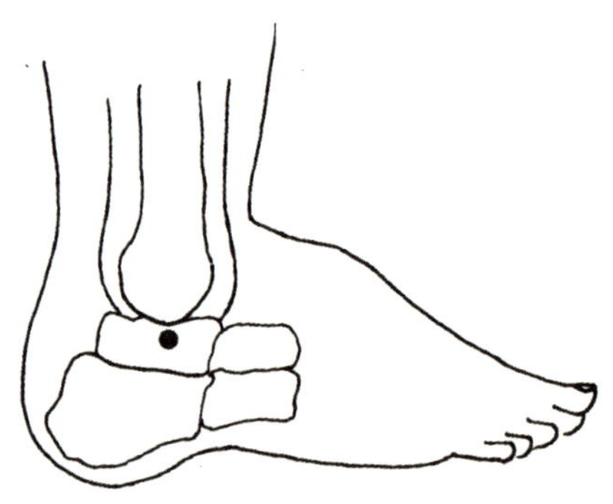

그림 14. 申脈穴의 위치

3. 外關 陽維脈(三焦經)

部　位　陽池穴 위쪽 2寸에 있다.

取穴法　이 혈은 內關穴과 表裏를
　　　　이루고 있고, 前腕背面의
　　　　아래 橈尺 관절 위 가장자
　　　　리에 굳은 힘살[腱]이 잡히
　　　　고 壓痛이 있다. 이를 눈여
　　　　겨서 取穴한다. (그림 15)

* 內關穴과 함께 손의 위치에 주의한다.

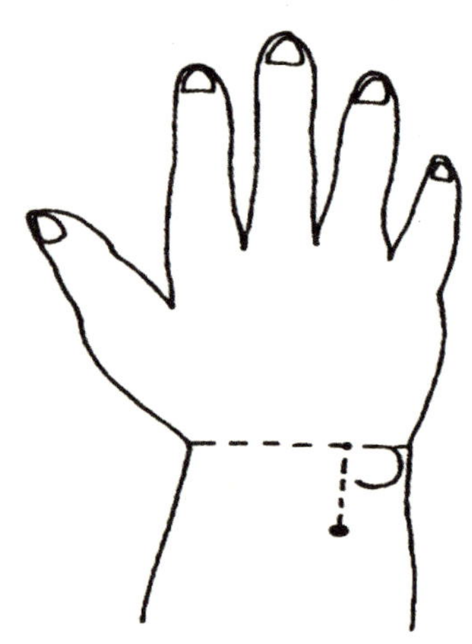

그림 15. 外關穴의 위치

4. 臨泣 帶脈(膽經)

部　位　俠谿穴 뒤쪽으로 3寸, 제4, 5
　　　　中足骨 사이 陷中에 있다.

取穴法　제4, 5 中足骨 사이를 손가락
　　　　끝으로 문질러 올라가서 손
　　　　가락이 멈추는 곳에서 壓痛
　　　　을 찾아서 取穴한다.
　　　　(그림 16)

*이 穴은 앞뒤로 이동하는 일이 많으므로
　接合部의 뒤, 뼈의 위에 取穴하는 경우도
　있다.

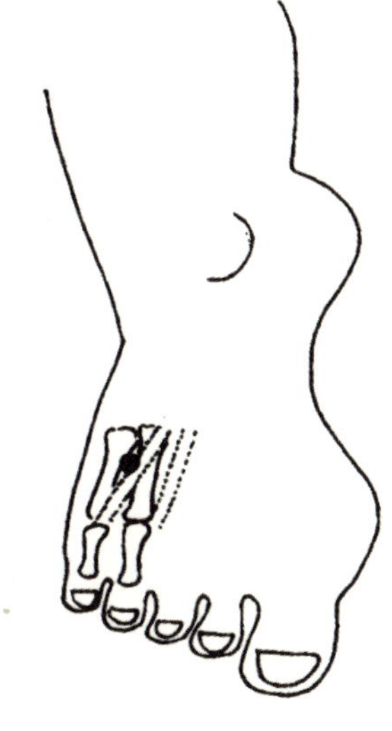

그림 16. 臨泣穴의 위치

5. 列缺 任脈(肺經)

部　位　經渠穴 위에 6分, 橈骨動脈
　　　　위에 있다.

取穴法　橈骨의 尺側 가장자리를 肺
　　　　經에 따라 눌러 내려가면 莖
　　　　狀突起의 약간 위쪽에서 뚜
　　　　렷한 壓痛이 있다. 이곳을 取
　　　　穴한다. (그림 17)

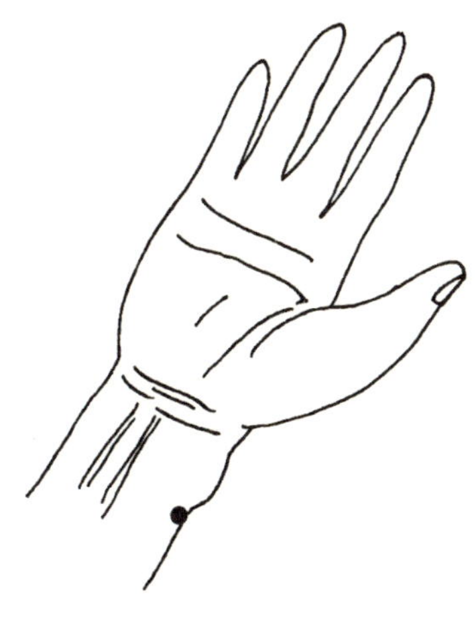

그림 17. 列缺穴의 위치

36

6. 照海 陰蹻脈(腎經)

部　位　안쪽 복사뼈[內踝] 아래 1
寸에 있다.

取穴法　안쪽 복사뼈 바로 아래 약
간 뒤쪽에 굳은 곳의 힘줄
[腱]이 만져지는데, 이것을
손가락으로 앞쪽으로 당기
는 것처럼 누르면 뚜렷한
壓痛이 있다. 이것을 눈여
겨서 取穴한다. (그림 18)

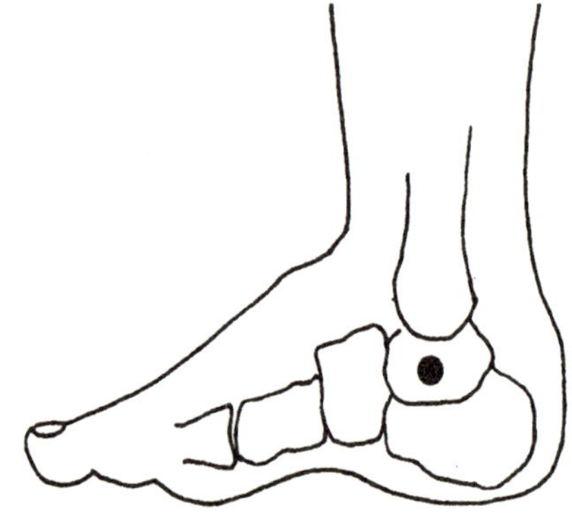

그림 18. 照海穴의 위치

7. 內關 陰維脈(心包經)

部　位　太陵穴의 위쪽 2寸에 있다.
取穴法　前腕 손바닥 중앙의 아래
橈尺 관절의 위 가장자리에
서, 壓痛을 찾아내서 取穴
한다.

*이 穴은 손의 위치에 주의하지 않으면
오차가 생기기 쉽다.

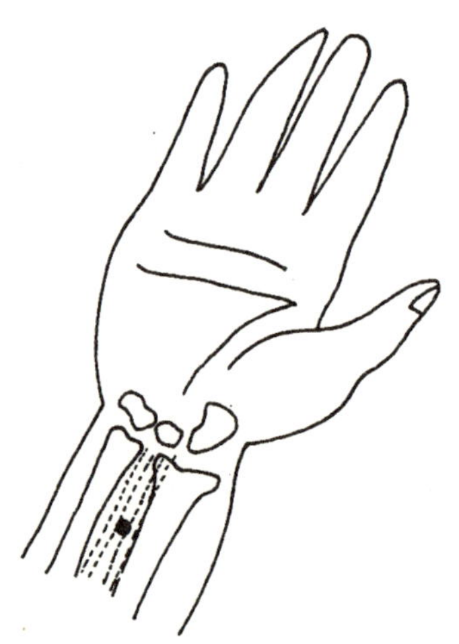

그림 19. 內關穴의 위치

8. 公孫　衝脈(脾經)

部　位　太白穴 뒤로 1寸, 赤白肉 사
　　　　이에 있다.

取穴法　太白穴 뒤로 1寸 자리, 엄지
　　　　발가락 外轉筋의 힘줄[筋腹]
　　　　위의 壓痛을 잘 찾아서 取穴
　　　　한다. (그림 20)

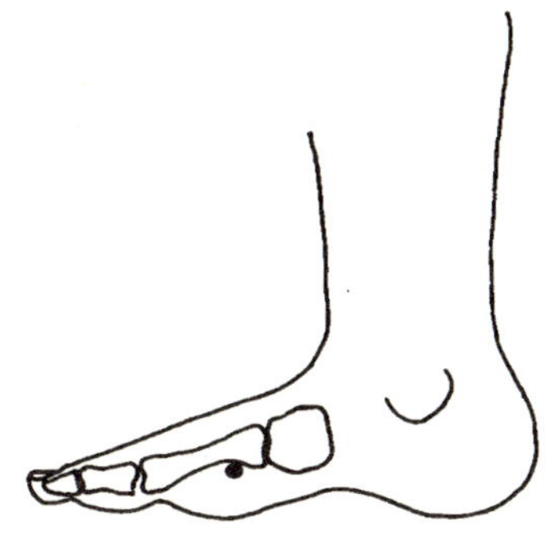

그림 20. 公孫穴의 위치

제2절　二經治療에 사용하는 穴

1. 合谷(大腸經)

部　位　제2 中手骨의 엄지 쪽, 엄지
　　　　內轉筋 아래에 있다.

取穴法　제2 中手骨의 엄지 쪽을 손가
　　　　락 끝으로 밀어 올라가면 엄
　　　　지 內轉筋에 닿는다. 그 아래
　　　　쪽에 있는 動脈을 눈여겨서
　　　　取穴한다. (그림 21)

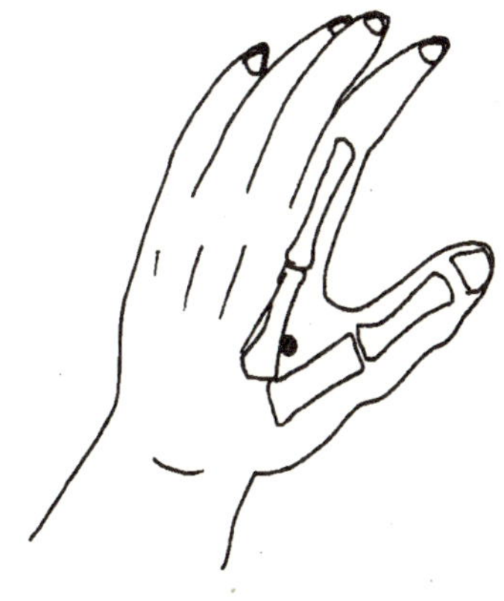

그림 21. 合谷穴의 위치

2. 陷谷(胃經)

部 位　제2 中足骨 거의 중앙의 小指
　　　쪽, 內庭穴 뒤 2寸에 있다.

取穴法　제2, 3 中足指節 관절에서 뒤
　　　쪽으로 밀어올리면 內庭穴의
　　　2寸 뒤쪽에 움푹 들어간 곳,
　　　壓痛이 뚜렷한 이곳에 取穴
　　　한다. (그림 22)

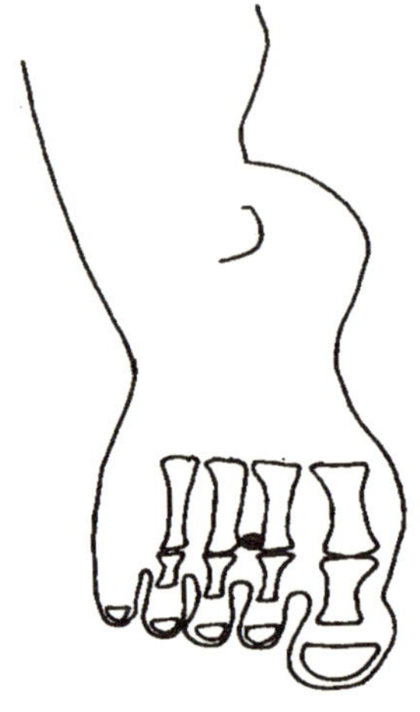

그림 22. 陷谷穴의 위치

3. 太衝(肝經)

部 位　제1, 2 中足骨 接合部의 動脈
　　　이 손에 반응이 있는 곳이다.

取穴法　제1, 2 中足骨 接合部의 조금
　　　앞에서 엄지로 動脈이 만져지
　　　는 곳에 取穴한다. (그림 23)

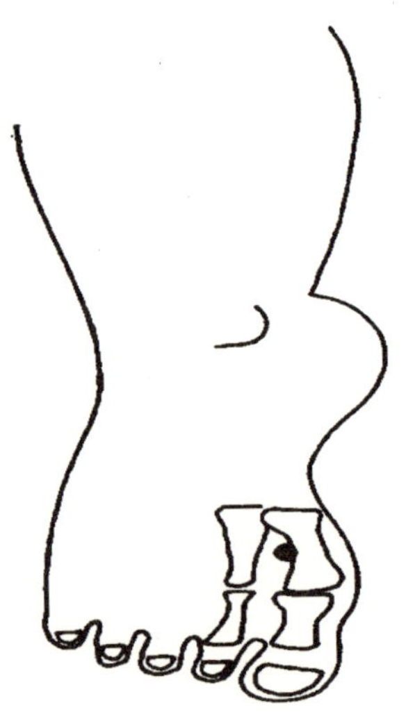

그림 23. 太衝穴의 위치

4. 通里(心經)

部　位　神門穴 위 1寸에 있다.

取穴法　尺骨 莖狀突起의 위 가장
　　　　자리, 撓側의 壓痛을 눈여
　　　　겨 찾는다. (그림 24)

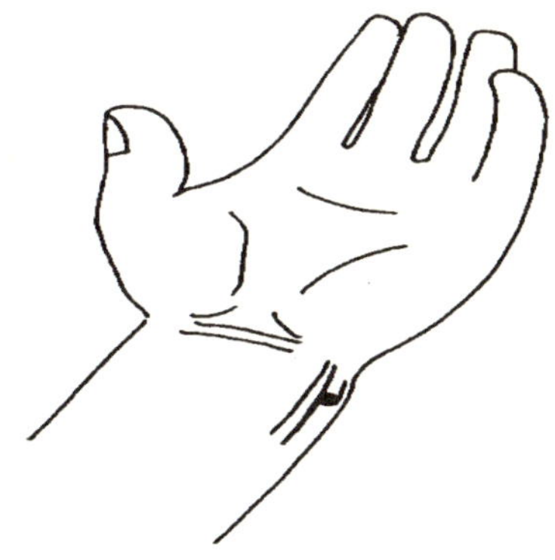

그림 24. 通里穴의 위치

제3절　臨床에서 移動하기 쉬운 穴에 대하여

八總穴의 부위와 取穴法을 설명했는데, 이것들의 부위는 모델 點이라 할 만
하다. 실제로는 이 모델 點에서 크게 이동하는 穴이 있다.

특히 督脈의 主治穴인 後谿穴이나 陰蹻脈의 主治穴인 照海穴이 그것이다.

1. 後 谿

제5 中手指節 관절 위의 尺側 赤白肉
사이에 있다고 하였는데, 제5 中手指節
관절 좀 지나서 掌面에 나타나는 일이 많
고, 赤白肉과 掌面 사이에 테스터를 붙여
서 찾아보는 것이 좋다. (그림 25)

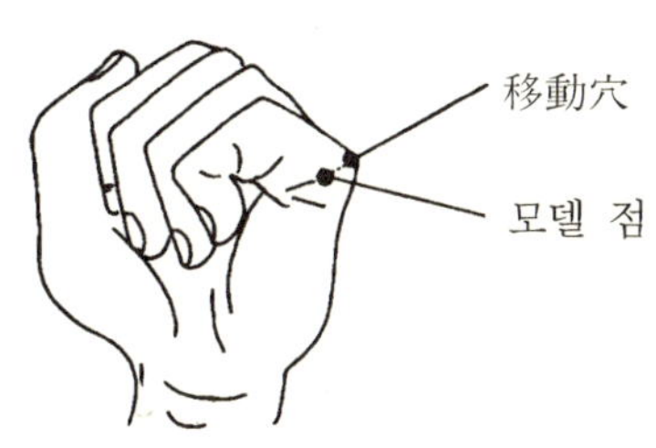

그림 25. 後谿穴의 이동

2. 照 海

안쪽 복사뼈 아래 1寸에 있다고 했는데, 실제로는 안쪽 복사뼈 아래 2寸 정도까지에서 나타난다. 이것은 환자의 병이나 기후에 따라 변화하는 것이 아닌가 한다. 좀처럼 찾아내기 힘든 穴인데, 정확히 찾기만 하면 病狀과 壓痛이 너무 쉽게 풀린다. 손가락 끝의 감각이 중요하다. (그림 26)

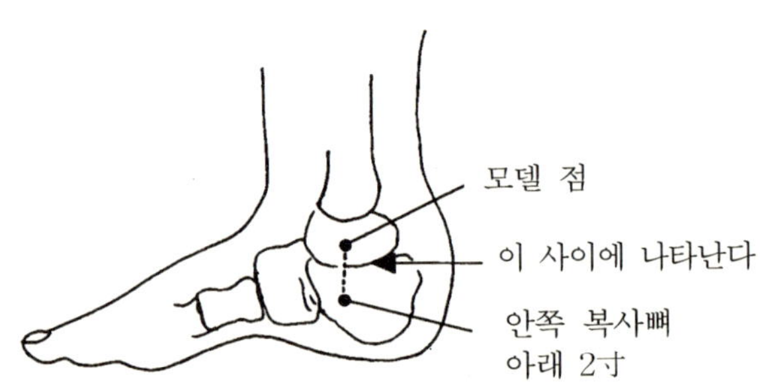

그림 26. 照海穴의 이동

이 밖에 申脈, 公孫, 太衝의 각 穴이 미묘하게 이동하는데, 테스터를 붙여서 脈이나 腹診部를 살펴보면서 바른 穴을 정하면 된다.

脈診이나 奇經腹診에 대해서는 각각의 항을 참조하기 바란다.

제4장　　奇經病證

　　奇經治療를 하면서 진찰·진단을 거쳐 奇經證을 결정하여 施術을 하게 되는데, 그 진찰방법에는 여러 가지 특징이 있다.

　　먼저, 환자의 통증에 대한 主訴나 愁訴가 어떤 奇經流注에 속해 있는 것인가를 가려, 이것만으로 치료하고 있는 치료사도 있을 정도이다.

　　그러나 이것만으로 證을 결정하는 것은 불확실하고, 이것에 더하여 病證을 고려하지 않으면 안 된다. 가령 陽蹻脈과 陽維脈 등 流注도 交會穴도 같은 부위에 있고, 病證도 비슷한 主治證이다.

　　이것들의 각 奇經病證의 특징을 파악하는 것이, 더 정확한 奇經治療를 하게 하는 것이다.

　　그래서 각 奇經이 가지고 있는 病證을 主된 문헌이나 여러 선배들의 서적들에서 뽑아내고, 여기에 필자의 臨床經驗과 私見을 더하여 臨床에 바로 도움이 되는 奇經病證으로 삼았다.

제1절　古典의 奇經病證

　　《難經》29難에 奇經의 병증에 대하여 다음과 같이 기술하고 있다.

　　"陽維의 病이 되면, 寒熱로 고생한다. 陰維의 병이 되면, 心痛으로 고생한다. 陰蹻의 병이 되면, 陽緩하여 陰急이 된다. 陽蹻의 병이 되면, 陰緩하여 陽急이 된다. 衝의 병이 되면, 逆氣하여 뒤[裏]가 급하다. 督의 병이 되면, 脊强하게 하여 厥하다. 任의 병이 되면, 그 內, 結에 괴로우며, 남자는 七疝이 되고 여자는 瘕聚가 된다. 帶의 병이 되면, 腹滿하고 허리[腰]는 溶溶하여 물속에 앉는 것과 같다"

고 말하고 있다.

이것을 해석하면 "陽維脈의 병에서는, 항상 惡寒發熱하여 고생한다. 陰維脈의 병에서는, 항상 心痛으로 고생한다. 陰蹻脈의 병에서는, 陽側이 弛緩하여 陰側이 痙攣收縮한다. 陽蹻脈의 병에서는, 陰側이 弛緩하여 陽側이 痙攣收縮한다. 衝脈의 병에서는, 氣가 上衝하여 腹中이 경련 수축하는 느낌을 받는다. 督脈의 병에서는, 脊背部가 强直하다든가 重篤한 경우는 昏厥(意識障碍를 일으켜 手足이 경련한다)이 일어난다. 任脈의 병에서는, 급격한 硬結이 腹中에 일어나고 男子에게는 7種의 疝氣가 발생하고, 女子에게는 瘕聚가 발생할 가능성이 있다. 帶脈의 병에서는, 腹部가 脹滿하고 腰部는 이완하여 힘이 들어가지 않아 水中에 앉아 있는 것 같은 無力과 寒氣를 느낀다"고 하면서 奇經八脈 病證을 간단히 설명하고 있다.

그러나 臨床에서는 이것만을 확대 해석해도 도움이 안 된다.

《鍼灸聚英發揮》에서는 八總穴 主治證을 상세하게 들어서 臨床에 활용하도록 씌어 있다. 그 主治證은 다음과 같다.

公孫主治證	27證
內關主治證	25證
臨泣主治證	25證
外關主治證	27證
後谿主治證	24證
申脈主治證	25證
列缺主治證	31證
照海主治證	24證

이 《鍼灸聚英發揮》의 八總穴 主治證은 後學의 奇經治療 연구자의 指針으로 되어 있다.

그래서 여러 선배들이 저술한 책의 奇經病證을 比較 檢討해 주기를 바라는 뜻에서 표 3-1부터 표 3-13을 작성하였다.

이들 데이터들이 臨床에 도움이 되어야 비로소 意義가 있다고 생각된다.

필자의 臨床 경험을 근거로 奇經病證을 제2절에서 記述하기로 한다.

표 3-1. 督 脈

	鍼 灸 聚 英	經脈治療必携	十周年記念論文集	鍼灸臨床入門	鍼灸治療學
頭顏面部	頭痛 (膀) 頭風 (三·膀) 傷寒頭痛 (膀) 街風涙下 (肝·膽) 眼腫痛 (肝·心) 牙齒痛 (胃大) 頬頥腫痛 (胃小)	감기에 따른 두통 열병에 따른 두통 바람을 쐬어서 눈물이 나온다. 눈이 빨갛게 부어서 아프다. 齒痛 머리 주위가 부어서 아프다.	後頭部痛 眼瞼·眼球, 物體가 二重으로 보인다. 網膜炎·포도膜炎 鼻疾患	감기에 따른 두통 　太陽病의 諸候·上衝發熱· 　頭痛 盜汗·自汗·身體痛 熱病에 따른 두통 집밖에서 바람을 쏘이면 눈물이 　나온다. 눈이 충혈되어 아프다. 齒痛 머리 주변이 붓고 아프다. 耳鼻咽喉科 및 眼科疾患	膀胱經·督脈에 따라 頭部의 腫痛, 疼痛, 太陽病의 諸候, 上衝, 頭痛, 肩背項頸强急·發熱·惡風·自汗·無汗喘咳·身體痛 眼病 일반 齒牙齒齦痛 鼻病 일반, 耳病 일반
頸肩部	傷寒項强或通 (膀)	목덜미가 굳어서 아프다.	項背腰가 굳고 아프다. 後頭部痛	목이 강하게 응어리져 아프다.	項頸·肩背·腰殿 등의 硬結·强急·疼痛·寒冷·腫脹
背腰部	腰背强通 (腎)	등·허리가 굳어서 아프다.		등이 많이 굳어서 허리가 아프다.	
上下肢	脚膝腿寒 (胃) 膝脛腫痛 (腎·胃) 手足痺 (大) 手足麻 (胃) 手足攣急 (肝脾) 手足檀棹 (肝三)	허벅지나 무릎이 차서 아프다. 무릎이나 발목이 부어서 아프다. 손의 마비 手足 마비 手足이 땅긴다. 手足이 떨린다.	 무릎과 발목이 부어서 아프다. 上下肢의 경련과 마비 떨린다.	허벅지·무릎이 시리고 아프다. 　手(小腸經) 足(膀胱經)에 따 　라 寒冷 攣急·腫脹 痛症 膝과 脛이 붓고 아프다. 손의 마비 手足의 마비 手足이 땅긴다. 手足이 떨린다.	膀胱經에 따른 寒冷攣急 腫脹·痲痺·疼痛 小腸經에 따라 손의 寒冷·攣急 腫脹·痲痺·疼痛

胸部	咽喉閉塞 （腎·脾·胃） 喉痺 (肺肝)	목이 붓고 막힌다. 목이 부어서 아프다.	목이 부어서 아프다.	목이 붓고 아프다. 목이 막히는 것 같아서 삼키기 힘들다.	扁桃炎·咽喉腫痛
腹部					
自律神經系	盜汗不止 (肺心) 表汗不出 (肺胃) 産後汗出惡風 (肺)	寢汗을 흘린다. 땀이 나오지 않는다. 産後에 땀을 흘려서 바람을 싫 어한다.	寢汗 류머티스 高血壓(고혈압을 동반한 어깨 결림), 低血壓	寢汗을 잘 흘린다. 감기에 걸렸는데 땀이 나오지 않 기 때문에 개운치 않다. 류머티스·신경통·피로·홍분·노 이로제	表虛·氣虛·陽虛의 自汗盜汗 三叉神經痛(第2·3枝)
其他	中風不語 (肝) 傷寒不解 (膀) 破傷風 (肺) 癲癎吐沫 (肝胃) 筋骨痛 (肝胃)	腦溢血에 따른 言語障害 熱病으로 열이 내리지 않는다. 간질로 거품을 흘린다. 深部의 筋肉痛 破傷風에 따른 경련	腦溢血에 따른 言語障害	혀가 꼬부라져서 말하기 힘들고 中風·失語症 熱病이 잘 낫지 않는다. 破傷風에 따른 경련 간질 深部의 痛症 주된 診斷點(脊柱에 沿한 愁訴)	中風·言語障害 破傷風 간질

표 3-2. 陽 蹻 脈

	鍼 灸 聚 英	經脈治療必携	十周年記念論文集	鍼灸臨床入門	鍼灸治療學
頭顔面部	傷寒頭痛(膀) 傷風瘁痛(膽) 雷頭痛(膀) 洗頭痛(膀) 目赤腫痛(膀) 鼻衄(肺) 耳聾(腎) 眉陵痛(膀) 顔面自汗(胃)	감기에 따른 둔한 두통 감기에 따른 심한 두통 熱病에 따른 두통 감기에 따른 두통 눈이 빨갛게 붓고 아프다. 코피가 잘 나온다. 難聽 또는 귀머거리 눈이나 眉間이 아프다. 얼굴에만 땀이 잘 흐른다.	熱病에 따른 頭痛 後頭部痛 眼球, 二重으로 보임, 近視 얼굴에만 땀이 흐른다.	감기에 따른 두통 熱病에 따른 두통 鼻血이 잘 나온다. 귀가 잘 들리지 않는다. 眼充血로 붓고 痛症·綠內障 齒痛 이마나 눈썹 주위가 아프다. 얼굴에만 땀이 잘 흐른다.	膀胱經·督脈에 따라 頭部의 腫脹疼 痛 太陽病의 諸候·上衝·頭痛, 肩 背項頸 强急·發熱·惡風·自汗 無汗喘咳·身體痛 眼病 일반 齒牙·齒齦痛 鼻病 일반, 耳病 일반
頸肩部			後頭部痛(肩外肩中兪·天 宗에 걸려 저리거나 아픔)		
背腰部	腰背强痛(膀)	등·허리가 굳어서 아프다.	腎兪에서 下部仙骨部의 淺部	등이 강하게 굳어서 허리가 아 프다. 頸·肩·背腰의 硬結痛 症·强急·寒冷	項頸·肩背·腰殿 등의 硬結·强急·疼 痛·寒冷
上下肢	手臂痛(大) 肢節煩熱(肝·腎) 臂冷(三) 腿姱痛(腎) 肢節腫痛(胃·肝) 腿膝腫痛(胃) 手足不遂(胃·肺) 手足麻(膽) 手足攣(肝·腎)	팔의 통증 四肢의 관절이 아프다. 팔이 차고 아프다. 젖이 붓고 아프다. 손과 발의 마디가 아프다. 정강이나 무릎이 부어서 아프다. 손과 발이 자유롭지 못하다. 手足의 마비 手足의 경련	三角筋後側 大腿後側은 任脈, 또는 陽蹻와 陰蹻의 짝지음 手足의 마비	어깨에서 팔에 걸쳐 아프다. 手足의 관절이 부어서 아프다. 冷하여 팔이 아프다. 젖이 붓고 아프다. 手足의 관절이 붓는다. 정강이나 무릎이 붓고 아프다. 　-手足麻痺 手足이 자유롭지 못하다. 　-拘縮痙攣, 冷·痛症 手足의 마비 手足의 경련	小腸經에 따라 손의 寒冷·攣急 腫脹·痲痺·疼痛 膀胱經에 따라 손의 寒冷·攣急 腫脹·痲痺·疼痛

胸部				扁桃炎·咽喉腫痛
腹部		腎盂腎炎		
自律神經系	傷風邪自汗(胃) 産後自汗(腎) 産後惡風(腎)	감기에 걸려서 땀을 잘 흘린다. 産後에 땀을 잘 흘린다. 産後에 바람 쏘이는 것을 싫어한다.	顔面　全體(顔面痲痺·三叉神經痛·顔面痙攣)	감기에 걸려 땀을 흘린다. 産後에 땀을 잘 흘린다. 産後에 바람 쏘이는 것을 싫어한다. 三叉神經痛(第2·3枝)	表虛·氣虛·陽虛의 自汗, 盜汗 三叉神經痛(第2·3枝)
其他	破傷風(肝) 간질(肝) 産後腫滿(胃)	破傷風 간질 몸이 넓게 붓는다.		破傷風에 따른 痙攣, 卒中片痲痺 言語障碍 간질 몸이 붓는다. 深部의 痛症	破傷風·中風言語傷害 간질

표 3-3. 陽 維 脈

	鍼 灸 聚 英	經脈治療必携	十周年記念論文集	鍼灸臨床入門	鍼灸治療學
頭顔面部	雷頭痛 (膽) 頭頂痛 (小腸) 迎風淚出 (肝) 眼腫 (心) 頭風掉眩痛 (膀胱) 鼻衄 (肺) 眉陵痛 (膀胱) 目翳或隱淚 (肝)	심한 두통 머리나 정수리가 아프다. 밖에 나가 바람을 쏘이면 눈물 　이 나온다. 눈이 붓는다. 눈 충혈로 아프다. 감기에 걸려서 두통과 현기증 코피가 자주 난다. 눈과 眉間이 아프다. 눈이 부셔서 또는 어두워서 잘 　보이지 않는다.	두통, 前頭部의 통증 편두통 눈이 붓고, 물체가 두 개로 보인 　다. 耳鳴·耳聾·耳痛·中耳炎 등 顔面痲痺, 三叉神經痛, 顔面痙攣	두통 頭頂痛·偏頭痛·片頭痛 감기에 걸려서 두통 　眼病 일반, 耳病 일반 三叉神經痛(第一·二枝) 齒痛·齒齦痛	前頭·側頭·後頭·頭頂의 疼痛 浮腫 眼病 일반 外側齒牙·齒齦痛 耳病 일반, 三叉神經痛
頸肩部			側頸部痛 肩上部의 痛症과 굳음	頸肩이 붓는다. 痛症·痲痺· 　攣急·發熱	頸肩이 붓고 痛症·痲痺·攣急· 發熱
背腰部	腰背腫痛 (腎)	背腰가 부어서 아프다.	左背部의 痛症과 굳음(胃膵臟疾 　患) 腰痛(前屈痛·志室에서 外側 臀 　部에 걸쳐서 아프다)	허리가 부어서 아프다. 背腰의 腫脹·疼痛·痲痺·攣 　急·發熱	背腰部의 腫脹·疼痛·痲痺·攣 　急·發熱
上下肢	手足疼痛 (胃) 臂膊冷痛 (三焦) 手臂痛 (大腸·三焦) 脂節腫痛 (腎) 手指節痛屈曲不能 (三焦) 四肢不遂 (膽·胃)	手足이 아프다. 팔이 아프다. 手足의 關節이 붓고 아프다. 手指의 關節이 아프고 屈伸이 　안 된다.	上下肢痛 三角筋前緣에서 三焦經에 통하 　기까지 아프다. 팔꿈치 外側이 아프다. 母指·示指 이외의 腱鞘炎·彈發 　指 坐骨神經痛(下腿外側)	手足이 아프다.(捻挫를 포함) 冷하여 팔이 아프다. 어깨에서 팔에 걸쳐 아프다. 手足의 관절이 붓고 아프다. 手指關節이 붓고 아프고 屈 　伸不能.	大腿·膝·下腿 등 外側의 腫脹· 　痲痺·攣急·發熱·疼痛 上腕·前腕·手背 등의 三焦經走 　行部의 腫脹·疼痛·痲痺·攣 　急·發熱

上下肢	手足不仁並無力(胃) 手足發熱(三焦)	手足이 자유롭지 못하다. 手足이 마비되어 힘이 들어가지 않는다. 手足에 열이 난다. 팔이 부어서 아프다. 허리에서 정강이까지 아프다.	上下肢痲痺 股關節疾患	手足이 자유롭지 못하다. 手足이 마비되어 힘이 들어가지 않는다. 手足에 열이 있다. 上肢三焦經走行 위가 붓고 痛症·痲痺·攣急·發熱 大腿·膝下腿 등의 外側에 腫痛·痲痺·攣急·發熱·打撲·捻挫	腰部冷痛
胸部				小陽病의 胸脇苦滿 (膽管·膽囊·肝膵·十二指腸部三徵候) 胸部의 疼痛·痲痺·攣急·發熱	小陽經의 胸脇苦滿 또는 肝·膽囊의 疾患 胸部의 疼痛·痲痺·攣急·發熱
腹部			肝臟·膽囊·膵臟의 疾患		脇腹·下腹의 腫滿·疼痛 月經不調 赤白帶下
自律神經系			眩暈		頭眩 目眩 메니에르症候群
其他	傷寒自汗(胃·肺) 傷寒發熱(膀胱) 盜汗(心主) 筋骨疼痛(肝·腎) 産後惡風(腎·胃) 産後身腫(胃·腎) 破傷風(肝·胃)	熱病으로 땀을 잘 흘린다. 熱病에 따른 全身의 熱感 寢汗 深部의 筋肉痛 産後에 바람 쏘이는 것을 싫어한다. 産後 몸이 붓는다. 破傷風	寢汗(盜汗)	熱病으로 高熱, 땀을 흘린다. 倦怠感 식은 땀을 흘린다. 自汗·盜汗 頑固하고 심한 深部의 痛症 産後에 바람 쏘이는 것을 싫어한다. 産後 몸이 붓는다. 破傷風에 따른 경련	

표 3-4. 帶 脈

	鍼灸聚英	經脈治療必携	十周年記念論文集	鍼灸臨床入門	鍼灸治療學
頭顔面部	雷頭風 (膽) 頭風腫 (膀胱) 頭頂腫 (膀胱) 赤目冷淚 (膀胱) 眼目腫痛 (肝·心) 耳聾 (腎·膽) 牙齒痛 (胃·大腸) 頰頤痛 (大腸)	심한 두통 감기에 걸려서 머리가 붓는다. 정수리 부분이 붓는다. 눈이 빨갛게 충혈되고 눈물이 난다. 눈이 부어서 아프다. 難聽 또는 귀머거리 이가 아프다. 빰 주변이 아프다.	頭痛·偏頭痛 難聽	감기에 걸려 두통 정수리 부분이 부었다. 눈이 충혈되어 눈물이 나온다. 눈이 충혈되어 붓고 아프다. 귀가 잘 들리지 않는다. 齒痛 빰 주변이 붓고 아프다.	前頭·側頭·後頭·頭頂의 疼痛浮腫 眼病 일반 耳病 일반 外側齒牙·齒齦痛 三叉神經痛
頸肩部					頸·肩의 腫脹·疼痛·痲痺·攣急·發熱
背腰部					背腰部의 腫脹·疼痛·痲痺·攣急·發熱 腰部의 冷痛
上下肢	腿娉痛 (膽) 足趺腫痛 (胃) 脚膝腫痛 (胃·肝) 手足麻 (小·三) 四肢不逐 (膽) 中風手足不逐 (腎) 手足 急 (肝·腎) 手足檀棹 (肝·心主) 手足發熱 (胃·心主)	大腿 주변이 붓고 아프다. 발목이 붓고 아프다. 발 특히 무릎이 붓고 아프다. 手足의 마비 手足이 자유롭지 않다. 腦溢血로 手足이 자유롭지 못하다. 손이나 발에 경련이 난다. 손가락이 떨린다. 手足에 열이 있다.	腦溢血後遺症	大腿痛 발목이 붓고 아프다. 大腿와 무릎이 붓고 아프다. 手足이 자유롭지 못하다. 中風으로 手足이 자유롭지 못하다. 手足이 땡긴다. 手指가 떨린다. 手足에 열이 있다.	大腿·膝·下腿 등 外側의 腫脹·疼痛·痲痺·攣急·發熱 上腕·前腕·手背 등의 三焦經走行部의 腫脹·疼痛·痲痺·攣急·發熱

胸部	咽喉腫痛 (三焦) 脇肋痛 (膽)		옆구리[脇腹]가 아프다.	목이 붓고 아프다. 늑골 주변의 통증	小腸病의 胸脇苦滿 또는 肝臟·膽囊 질환 胸部의 疼痛·瘋痺·攣急· 發熱
腹部					胸腹·下腹의 脹滿·疼痛 月經不調 赤白帶下
自律神經系	頭目眩 (膀胱)	현기증으로 서 있을 때 휘청거린다.	현기증으로 서 있을 때 휘청거린다.	현기증으로 서 있을 때 휘청거린다.	頭眩 目眩 메니에르症候群
其他	解利傷寒 (膀胱) 筋骨痛 (肝·胃) 身體腫 (肝·脾) 浮風搔痒 (肺) 身體瘋 (肝·脾)	熱病으로 열이 내리지 않는다. 深部의 심한 筋肉痛 몸이 붓는다. 尋瘋疹 등으로 피부가 가렵다. 신체의 마비	深部의 근육통 膽經 위의 통증	熱病이 낫기 힘들다. 頑固하고 심한 深部의 痛症 몸이 붓는다. 尋瘋疹 등으로 피부가 가렵다. 몸이 저리다.	

표 3-5. 任 脈

	鍼 灸 聚 英	經脈治療必携	十周年記念論文集	鍼灸臨床入門	鍼灸治療學
頭顔面部	牙齒腫痛 (胃·大) 産後不語 (心包)	이가 붓고 아프다.	鼻의 病(鼻粘膜)	이가 붓고 아프다. 産後 혀가 엉켜서 말하기 힘들다.	前部齒齦腫痛
頸肩部			後頭部		
背腰部					
上下肢			뒤꿈치가 아프다. 坐骨神經痛(下腿後側)	肺經上의 寒冷·攣急·腫腸·瘋痺·痛症	肺經 및 腎經의 寒冷·攣急·浮腫·瘋痺·疼痛·足寒·足熱
胸部	咽喉腫痛 (胃) 咳嗽寒痰 (脾) 乳癰腫痛 (胃) 心腹痛 (脾)	목이 붓고 아프다. 기침을 하고 痰을 토한다. 젖이 붓고 아프다. 心臟痛·心窩部의 통증 토한 침 속에 血膿이 나온다.	기침을 하고 痰을 토한다. 氣管支炎·喘息	목이 붓고 아프다. 痰症 기침이 나서 痰이 잘 나온다. 젖이 붓고 아프다. 心臟과 명치 주변이 아프다. 氣管支喘息 토한 침 속에 피가 섞인다.	咳嗽 痰症 心下痞痛 喘息 吐血
腹部	吐逆不止 (脾·胃) 米穀不化 (脾) 痃氣 (胃) 男子酒癖 (胃·肝) 小腸氣撮痛 (小)	먹은 것을 토했는데도 멎지 않는다. 음식이 막혀서 삼킬 수가 없다. 음식이 소화가 안 된다. 脇腹에 응어리가 있어서 아프다. 술에 의한 慢性胃腸疾患 배꼽 부근이 쑤시는 神經性의 통증을 느낀다.	여러 가지 응어리	음식물이 胃에서 소화가 안 되서 토한다. 음식물이 막혀서 목구멍을 넘어가지 못한다. 음식물이 소화가 안 된다. 脇腹部에 응어리가 있고 아프다.	嘔氣·嘔吐

部位	症狀(漢方)	설명 1	설명 2	설명 3	설명 4
腹部	臍腹撮痛 (脾) 胃腹痛 (心·胃) 臍腹痛 (脾) 大便閉塞 (大) 寒痛泄瀉 (脾)	胃腸이 아프다. 배꼽 부근이 쑤시고 아프다. 便秘 冷하고 설사, 배가 아프다. 大便에 피가 섞이다.	大小便에 피가 섞이다.	脇腹과 下腹의 疼痛 便秘 惡性의 腸病으로 便에 피가 섞이다.	胃痛 臍腹 및 下腹의 疼痛 便秘
	小便不通 (膀胱)	尿閉·排尿障害	膀胱疾患·膀胱炎	尿가 잘 나오지 않는다. 또는 나오지 않는다.	膀胱疾患(疼痛·遺尿·尿閉)
	小便下血 (小) 痔痒通漏血 (大)	小便에 피가 섞이다. 痔疾로 가렵고 때로 출혈한다.	大小便에 피가 섞이다. 痔疾	尿에 피가 섞이다. 痔로 가렵고 아프고 때로 出血한다.	血尿
	婦人血積痛或敗血 (肝)	婦人의 下腹이 붓고 아프다. 不正出血이 있다.	不正出血	下腹에 응어리가 있고 不正出血을 본다.	血道病·血暈·血積
	產後腹痛 (肝·腎) 婦人血塊 (肝·腎) 死胎不出及胎衣不下 (肝)	產後腹痛 배나 여러 곳에 응어리 後産이 나오지 않고, 때로 死胎가 나오지 않는다.	前立腺肥大症	產後腹痛 배의 응어리, 下腹의 응어리 死産으로 아기가 나오지 않거나 後産이 안 된다.	產後腹痛 (難産) 胎衣不出(死産)
腹部			生理痛 子宮筋腫	月經困難·異常	
自律神經系	溫疫不差 (膽) 產後發狂 (心)	전염병이 낫기 어렵다. 產後의 精神障害	不眠 아토피성 濕疹 產後의 精神障害	봄이 되어도 덧난 감기가 낫지 않는다. 產後 狂氣가 보인다.	精神病
其他				糖尿病	

표 3-6. 陰蹻脈

	鍼灸聚英	經脈治療必携	十周年記念論文集	鍼灸臨床入門	鍼灸治療學
頭顔面部	婦人血暈 (腎肝)	婦人의 血道에서 오는 현기증	婦人血道症 偏頭痛 後頭部痛 耳病 (中耳·內耳)	婦人의 현기증과 휘청거림	血道病, 血暈 前部齒牙齒齦腫痛
頸肩部			後頭痛 肩上部·肩外肩中·天宗에 걸 친 응어리나 통증 肩甲間部		
背腰部			腰部 (後屈痛) 腎兪에서 아래쪽 仙骨部까지 의 통증		

上下肢	足熱厥 (腎)	발바닥이 화끈거린다.	膝關節·膝內後側의 통증
			뒷꿈치가 아프다.
			大腿에서 下腿에 걸쳐서 坐
			  骨神經痛 (下腿後側)
			
			발바닥이 화끈거린다.
				膝關節痛
				
				발이 노근하다.
				
				발바닥이 화끈거린다, 下肢의 冷感
					肺經 및 腎經上의 寒冷·
					  攣急·腫脹·瘋痺·疼痛
					足寒·足熱

胸部	氣隔 (包)	목이 막히는 느낌	喘息	음식물이 막혀서 삼키기가 힘들다.	喘息 咳嗽·痰症 心下痞硬

腹 部	飲食不納反胃吐食 (胃·脾) 嘔吐 (胃) 食不化 (胃) 米穀不化 (脾) 酒癖 (脾) 痃氣 (胃) 中滿不快 (胃) 男子酒癖並酒積 (肺肝) 大便不通 (大) 腹鳴下痢腹痛 (大) 漏瀉 (脾) 腹癖下血 (大) 小便林涉不通 (膀) 膀胱氣痛 (膀)	胃가 뒤집힌 느낌으로 음식물 　을 심하게 토한다. 嘔吐 목이 막혀 음식이 안 내려간다. 음식물이 소화되지 않는다. 술에 의한 慢性胃腸疾患 배꼽 부근의 통증 胃部가 답답해 기분이 나쁘다. 술에 의한 慢性胃腸疾患 便秘 腹鳴下痢하여 腹痛 심한 설사 慢性 腸疾患으로 下血한다. 排尿障害 膀胱部의 神經性 痛症	嘔吐 목이 막힌다. 便秘 下痢 排尿障害	음식물이 소화가 잘 안 된다. 목이 막힌 것 같아 음식이 내려가 　기 힘들다. 배꼽의 응어리 胃部가 더부룩해 기분이 나쁘다. 胃腸이 약해서 배에 응어리가 있 다. 便秘 배가 우글거리며 아프고 泄瀉한다. 심한 泄瀉 惡性腸病으로 便에 피가 섞인다. 膀胱疾患 (尿閉·遺尿·血尿)	嘔吐·嘔氣 便秘 臍腹 및 下腹의 痛症, 下 痢 膀胱疾患 (遺尿·尿閉·血 尿) 膀胱疾患 (疼痛)

표 3-7. 陰蹻脈

	鍼灸聚英	經脈治療必携	十周年記念論文集	鍼灸臨床入門	鍼灸治療學
腹部	小便冷痛 (腎肝) 小兒脹滿 (小) 婦人血積 (心·腎) 氣塊 (脾肝·腎) 兒枕痛 (肝·腎) 胎衣不下 (肝) 難産 (肝·腎)	排尿 때 따끔거리며 아프다. 下腹이 붓는다. 婦人의 下腹에 응어리가 있다. 배의 응어리, 機能性의 배의 응어리 産後의 腹痛 後産이 나오지 않는다. 難産	下腹部腫滿 難産	排尿 때 따끔거리며 아프다. 冷하고 下腹이 캥겨서 기분이 나쁘다. 下腹의 응어리 後産이 아프다. 死産으로 아이가 나오지 않는다. 　또 後産이 나오지 않는다. 難産	臍腹과 下腹의 脹滿 血積 産後腹痛 胎衣不出(死産) 難産
腹部			肝臟病·膽囊炎(心下滿·胸脇苦滿·倦怠感) 膵臟炎 胃病(胃炎·胃潰瘍) 膀胱炎 前立腺肥大症 生理痛 子宮筋腫 腎臟病(腎盂腎炎·慢性腎炎)	月經痛 子宮 腎盂炎·腎炎 痔疾 虫垂炎 帶下·子宮出血	胃痛 痔疾脫肛
自律神經系	酒痺 (胃·肝)	술로 인한 마비	高血壓 低血壓	술로 인한 知覺의 鈍麻·脫失	精神病

표 3-8. 陰 維 脈

	鍼 灸 聚 英	經脈治療必携	十周年記念論文集	鍼灸臨床入門	鍼灸治療學
頭顔面部					
頸肩部					
背腰部			左背部, 胃·膵臟疾患		
上下肢				心包經의 寒冷·攣急·腫脹·瘋痺, 痛症	心包經·脾經의 寒冷·攣急·腫脹· 瘋痺·疼痛
胸部	氣隔食不下 (胃心肺) 胸滿痰隔 (肺心) 九種心痛 (包·胃) 心痛痞滿 (肝胃) 傷寒結胸 (脾·胃·包)	음식물이 목에 걸려서 통하지 않는 느낌이다. 痰을 토하지 못하여 가슴이 답답하다. 心臟痛 心窩部가 막혀서 캥긴다. 熱病으로 가슴에 응어리가 맺힌다.	心臟痛 心窩部의 막힘 狹心症, 心筋梗塞의 前兆 때로는 氣管支炎	음식물이 목에 걸려서 내려가기 힘들다. 숨쉬기 힘들고 목에 痰이 찬다. 心窩痞硬 熱病으로 가슴이 아프다. 口內炎·咽頭疾患·發聲障害 명치 주위가 쓰리고 아프며 黃水가 있고, 食慾도 없다.	胸部疼痛 ① 心臟性症候 일반 ② 諸因에 의한 胸痛, 胸煩 일반 胸部에서 心下에 걸친 여러 症候(嘔氣·嘔吐·痞硬·疼痛·食滯·停水·痰症·吃逆·積痛·逆氣·上衝·動悸) 扁桃炎·咽喉腫痛
	酒痰隔痛 (包)	술로 慢性胃疾患을 일으켜서 배에 응어리			

腹部	食隔不下	음식이 소화되지 않는다.	음식이 소화되지 않는다.		
	脇肋痛 (肝·膽)	배에 응어리가 생기고 아프다.		음식이 소화되지 않는다.	
	腹肋脇脹滿 (心脾胃)	옆구리가 캥겨서 아프다.		肋骨 주변이 아프다.	
	心下痞痛倂隔 (肝)	명치가 막혀서 아프고 음식이 내려가지 않는다.		명치 주변이 막혀서 아프다.	
	吐逆不止 (脾·胃)	토하기를 멈추지 않는다.		음식이 胃에서 소화가 안 되며 토한다.	
	男子酒癖 (脾膽)	술에 의한 慢性胃疾患			
	積塊痛 (肝)	배의 응어리		배 응어리, 胃腸이 약하고 응어리가 있다.	
	中滿不快 (胃)	胃 주변이 막혀 기분 나쁘다.		胃가 캥기는 것 같아 기분 나쁘다.	
	腹痛 (胃)	腹痛	腹痛	腹痛	
	腹鳴 (大)	배가 부글거린다.		腹鳴	
	泄瀉滑腸 (大)	水樣性 泄瀉		심한 설사	胃性·大腸性·腎性의 泄瀉症狀
	裏急後重 (胃)	裏急後重	裏急後重		
	腸風下血 (大)	慢性의 腸疾患으로 下血한다.		惡性腸病으로 便에 피가 섞인다.	胃性·大腸性·腎性의 하혈, 便秘
	小兒脫肛 (肺·大)	小兒脫肛		小兒의 脫肛	脫肛
	婦人血刺痛 (心·肝)	婦人의 生理痛	生理痛, 子宮筋腫	生理痛	婦人科疾患·更年期障害
	傷寒 (包)	熱病		熱病이 낫기 힘들다.	
	瘧瘴寒熱 (包·胃)	학질에 따른 寒熱往來	胃炎·胃潰瘍	寒熱往來가 심하다. 便秘	痔疾 泌尿器疾患 脇腹(脾經), 臍腹(腎經)의 脹滿·疼痛攣急·積痛·逆氣·上衝·動悸
自律神經系				性的 不感症	
其 他					上半身上衝, 下半身冷性

표 3-9. 衝 脈

	鍼 灸 聚 英	經脈治療必携	十周年記念論文集	鍼灸臨床入門	鍼灸治療學
頭顔面部					
頸肩部					
背腰部			腰靜止時의 痛症, 左背部·胃膵臟疾患		
上下肢			足의 冷症, 內膝眼과 膝蓋骨 內側(脾經)	上衝性 下肢의 冷症	心包經·脾經의 冷症·攣急 腫脹·痲痺·疼痛
胸部	隔痰延悶 (心) 氣隔食不下 (心·胃) 氣隔 (心·肺) 九種心痛 (心·胃) 心中刺痛 (心) 傷寒結胸 (小··心)	목이 막히는 것 같아서 음식을 삼키기 힘들다. 心臟痛 말라리아에 의한 心臟痛 가슴을 찌르는 것 같이 아프다. 熱病으로 가슴에 응어리가 나온다. 목이 막히는 것 같아서 음식을 삼키기 어렵다. 목이 메이는 것 같아서 음식물을 삼키기 힘들다.	목이 막힌다. 心臟神經症·不整脈 心臟病	음식물이 목구멍에 막혀서 삼키기가 힘들다. 心臟部가 아프다. 熱病으로 가슴이 아프다. 가슴이 찌르는 것 같이 아프다. 가슴앓이 하여 黃水가 있고, 食慾이 없다. 心臟疾患·狹心症·心悸亢進·壓迫感	胸部疼痛 ① 心臟性症候 일반 ② 諸因에 의한 胸痛·胸煩 일반 胸部에서 心下에 걸친 諸症候(嘔氣·嘔吐·痞硬·疼痛·食滯·停水·痰症·吃逆·積痛·逆氣·上衝·動悸)
	食隔不下 (脾·胃) 永隔酒痰 (肝·胃) 脇肋疼痛 (心·脾) 腹脇脹滿痛 (脾·胃)	술에 의한 慢性胃腸疾患 옆구리가 아프다. 옆구리가 캥겨서 아프다.	옆구리가 캥겨서 아프다.	갈빗대 주변이 아프다.	

腹部	癖氣小兒食癖(心·心包)	小兒의 胃腸病		小兒의 胃腸病에 따른 배의 응어리	
	酒癖(胃·三)	술로 인한 慢性胃疾患			
	食積疼痛(胃·肺)			疼痛	
	痃氣疼痛(心·胃)	배꼽 주위가 캥겨서 아프다.		疼痛	
	中滿不快	胃腸疾患으로 배에 응어리가 있어서 아프다.		胃部가 캥겨서 기분이 나쁘고 음식물을 토한다.	
	反胃嘔吐(胃)	胃部가 막혀서 기분이 나쁘다. 嘔氣·嘔吐			
	腹鳴(小·胃)	배가 잘 부글거린다.		腹鳴	
	泄瀉不止(大·胃)	설사가 심해서 멈추지 않는다.	설사	심한 설사	胃性·大腸性·腎性의 설사 症狀
	裏急後重(大)	裏急後重	裏急後重		
	瀉腹痛(大·胃)	설사에 의한 腹痛	설사	배가 아프고 설사한다.	
	小兒瀉(脾·胃)	小兒의 설사	설사	어린이 설사	
	腸風下血(大·心包)	慢性의 腸疾患으로 下血한다.		惡性의 腸病으로 便에 피가 섞인다.	胃性·大腸性·腎性의 下血·便秘
	脫肛不收(大·肺)	脫肛이 수습되지 않는다.	脫肛	脫肛이 원래대로 안 돌아간다.	脫肛
	血刺痛(肝·脾)	生理痛	生理痛·子宮筋腫	生理痛	婦人科疾患, 更年其障害
	兒枕痛(小·三)	後産의 痛症			
		膽石, 胃痙攣에 따른 심한 통증 배에 응어리가 생기고 아프다.		胃痙攣 등의 痙攣性疾患 배에 응어리가 있어 아프다. 便秘·痔 脾經上의 寒冷·攣急·腫脹·痲痺·痛症	痔疾·泌尿器疾患
自律神經系	産後血迷(心包)	産後의 현기증		婦人의 현기증, 서 있을 때 휘청거린다.	
			不眠症·류머티스·低血壓	自律神經失調 內分泌障害	
其他			아토피성 濕疹		上半身上衝, 下半身冷症

표 3-10. 手陽明脈(合谷 - 陷谷)

	十四經發揮	鍼灸學	十周年記念論文集	누구나 알 수 있는 經絡治療講話	經絡相關論	口語譯內經知要
頭顏面部	齒痛 目黃 口乾 鼻衄	齒痛 眼炎症 및 黃疸病에 따른 것 口渴 鼻出血, 코막힘, 콧물이 많다.	齒痛·齒齦痛 眼病 口·唇·舌의 病 鼻의 病 顔面痲痺·顔面痛	下齒痛 눈이 노래진다. 口乾 코가 막혀 콧물을 흘리거나 코피가 난다.	齒痛 目黃 口乾 稀薄淸澄한 鼻水·鼻血	齒痛 눈이 충혈된다. 黃疸病 口乾 코막힘, 鼻血
頸肩部	頸腫 喉痺 肩前臑痛 痙發 (素問厥論)	頸部腫脹 咽喉痛 肩胛·上肢의 疼痛 項部强直을 발한다.	大腸經의 病症	목이 붓는다. 扁桃腺炎 어깨의 통증	목이 부음 咽喉痛 肩·上腕의 大腸經上의 통증	頸部淋巴腺炎 喉痺·扁桃腺
背腰部						
胸部	기침을 하여 오래 서 있을 수가 없다.(素問·臟腑病形論)	喘逆	乳汁分泌不足·乳腺炎(乳房上部)		急性的인 喘逆	喘咳
腹部	怫愾賁響	腹鳴·腹痛 토하고 싶다, 배가 울린다. 水樣便·黃色粘液便		설사·秘結	腹鳴 설사·黃色의 粘臟物을 배출한다.	
		배꼽의 통증			배꼽과 腹部가 아프나 부위가 일정치 않다.	
上下肢	大指·欠指痛不用 有余則當脈所過者熱腫	示指의 活動制限 熱感을 동반하는 發赤·腫脹		示指의 통증 大腸經의 경로가 뜨겁게 붓는다.	食指의 痛症, 運動痲痺 大腸經上의 熱現象	食指가 아파서 사용하지 못한다.
自律神經系	虛則寒慄不復 汗出	冷感 汗出 發熱		惡寒戰慄하고 몸이 따뜻해지지 않는다.	惡寒戰慄하고 몸이 따뜻해지지 않고 大腸經上의 冷	

표 3-11. 足陽明脈(陷谷 — 合谷)

	十四經發揮	鍼 灸 學	十周年記念 論文集	누구나 알 수 있는 經絡治療講話	經絡相關論	口語驛內經知要
頭顏面部	顏黑 鼻血 口 脣瘡 眼痛 (素問·熱論) 吐血 (素問厥論)	얼굴이 검다. 鼻出血과 코의 건조 口脣의 비틀림 입술에 瘡이 생긴다. 眼痛 嘔血한다.	齒痛·齒齦炎· 顏面痲痺 口脣의 病 眼瞼의 病 前頭痛	顏色이 검다. 鼻血 입이 비뚤어졌다. 脣에 瘡이 생겼다. 때로는 鼻出血을 한다.	顏色이 검어진다. 코가 막힘. 콧물이 나온다. 鼻出血 口角歪斜 口脣의 습진	顏色이 검어진다. 코가 막히고 코피가 난다. 口脣이 비뚤어진다. 입술이 말라 딱지가 생긴다.
頸肩部	頸腫 喉痺	頸部腫脹 咽喉痛		목이 붓는다. 扁桃腺炎	목이 붓는다. 咽喉의 腫脹	목이 붓는다. 喉痺가 된다.
胸部	膺乳…皆痛 喘咳 (素問厥論)	胸部痛 喘咳하여 몸에 열이 난다. 재채기	乳腺炎(乳部 下部)	胃經의 經路에 통증이 있어 움 직일 수 없다.	가슴의 乳部에서 배에 걸 쳐 腫痛이 생긴다.	前胸部乳腺의 痛症
腹部	大腹水腫 氣盛則身以前皆熱 基有餘于胃消穀 善飢 氣不則身以前皆寒 胃中寒則張滿 噴響腹張·是爲骭厥	腹水·胃內停水 먹지 않아서 잘 굶는다. 惡寒戰慄하고 腹部 脹滿 한다. 腹部張滿하고 賁響한다.		배꼽 위에 水腫이 생겨 캥긴다. 邪熱이 盛할 때는 前面이 열이 나고 胃가 왕성할 때는 아무리 먹어도 배가 고프다. 심한 경 우 보통 사람이 소화할 수 없 는 異物까지도 겁내지 않는다. 經氣가 虛하면 前面이 차서 戰 慄한다. 胃가 冷할 때는 消化作用이 불 충분하여 음식이 내려가지 않 고 배가 張滿하다.	水滯에 따라 腹部張滿한다. 몸의 前面이 뜨거워진다. 氣가 왕성하여 胃熱이 있을 때는 空腹을 호소 하고 大食하게 된다. 몸의 前面이 차고 胃도 차 서 배가 캥긴다.	上腹部에 水腫이 생긴다. 邪氣가 盛하여 實이 되면 몸의 前面이 모두 열이 나고, 胃에 너무 지나쳐 서 위의 소화작용이 異 常亢進하여 항상 空腹感 이 있다. 虛 상태가 되면 몸앞이 차서 떨리고 胃속도 찬 느낌이 있고 배가 캥긴다. 腸이 울렁거리고 배가 캥긴다.

	溺色黃	黃色尿	右下腹部痛	胃가 캥겨 뱃속에서 雷鳴한다. 邪熱이 膀胱으로 옮겨가면, 소변색이 황색이 된다.	腹鳴이 있고 배가 캥기게 된다. 소변색이 황색이 된다.	소변색은 황색이 된다.
上下肢	膝臏腫痛 中指不用	下肢의 發赤·腫脹疼痛 中指를 쓰지 못하다. 下肢의 冷感	膝痛(外膝眼) 大腿前面痛 및 痲痹	발가락 끝 부분까지 胃經의 經 路에 통증이 생겨서 움직일 수 없다.	大腿部前側痛 발의 第三趾가 아프고 마 비된다.	膝頭가 붓고 아프다. 발 第二趾를 움직이는 것이 힘든다.
自律神經系	酒酒振寒 數欠 聞木聲則愓然而驚 心欲動 塞牌而處 基則欲上高而歌 棄衣而走 狂瘧 溫淫 獨閉戶 汗出	추워서 떤다. 惡寒 精神病 躁病 高熱에 따른 意識障害 鬱病 發汗		몸이 추워서 떨린다. 마음이 울적하기 때문에 몸을 뻗는다든가 하품을 한다. 나무 소리를 들을 때도 놀라서 넘어질 지경이 된다. 氣가 亢進하면 높은 곳에 올라 가서 노래를 부른다. 옷을 버리고 달린다. 말리리아가 생긴다. 胃의 陽熱이 왕성해져서 狂症을 나타낸다. 獨居를 좋아한다. 창문을 닫고 혼자 방에 있다. 胃熱이 살결에 들어가서 땀이 나온다	물을 뒤집어 쓴 것처럼 惡 寒戰慄한다. 하품을 잘 한다. 놀라기 쉽다. 히스테리 조울증·울병 惡寒이 간헐적으로 난다. 瘧疾을 일으킨다. 發狂한다. 溫病에 걸린다. 高熱이 난다. 땀이 나온다.	자꾸만 寒氣가 난다. 가끔 하품이 나온다. 겁쟁이가 되고 잘 놀란다. 가슴 動悸가 높아지기 쉽다. 狂氣 같은 동작을 취한다. 狂氣와 瘧疾 溫病·流感 혼자 멍청이 있고 싶어한다. 땀이 잘 나온다.

표 3-12. 足厥陰脈(太衝 — 通里)

	十四經發揮	經絡治療學原論(上卷)	十周年記念論文集	鍼 灸 學	經 絡 相 關 論
頭顏面部	面塵 (얼굴이 때투성이가 된다) 色을 잃는다 (창백해진다).	얼굴에 때가 끼고 몸에 기름기가 없다.	眼底出血 (눈의 病) 顏面麻痺 三叉神經痛 顏面痙攣 頭痛	頭痛 물체가 희미하게 보인다. 耳鳴 또는 發熱	口干 頭目의 腫脹感 山顚頂感 눈의 充血 頭目昏眩 눈이 자꾸 마른다. 口燥咽干
頸肩部					
背腰部	腰痛으로 俛仰 (엎드리거나 젖힘)할 수도 없다.	腰痛이 심하고 뒤척일 수가 없다.	肩甲間部 (肩外兪·肩中兪·天宗에 걸쳐서) 前屈痛		
胸部	가슴이 차오른다 (胸滿). 嘔逆 嗌乾	가슴에 嘔氣가 가득하고 脇肋心下가 캥긴다.	心下滿	悸肋部의 脹滿感, 疼痛 胸部上腹部의 膨滿, 苦悶感 嘔吐	胸脇苦滿 乾嘔 마음이 어지러워 잠을 못잔다.
腹部	丈夫 (男)는 癩疝 (陰囊의 腫脹) 婦人은 小腹이 붓는다. 洞洩 (설사) 狐疝 (脫腸) 遺溺 (失禁) 癃閉 (尿閉)	男子는 睾丸이 붓는다. 等男女生殖器病 여자는 小腹이 붓는다. 설사한다. 脫腸 失禁 尿閉	肝·膽囊疾患 膵臟疾患 婦人科疾患 胃·十二指腸潰瘍	腹部腫瘤 腹痛 未消化便 下腹部痛 疝氣 遺尿 癃閉 黃色尿	腹痛 睾丸偏墜 腹痛으로 小腹이 땡긴다.
上下肢		류머티스 등	무릎의 痛症	심하면 四肢痙攣	肢體麻痺
自律神經系		眩氣症 神經痛 解毒作用에 관한 皮膚病	內分泌疾患	眩暈	卒倒 옥죄임 目眩 조바심, 노하기가 쉽다. 떨림, 不眠多夢
其他		黃疸	糖尿病	黃疸 梅核氣	愁訴가 변한다. 角弓反張 痙攣 半身不遂 言語困難

표 3-13. 手少陰脈(通里 - 太衝)

	十四經發揮	十周年記念論文集	經絡治療學原論 上卷	鍼 灸 學	經絡相關論
頭顏面部	눈이 노래진다.			頭痛 眼痛	口內炎 혀의 마비 衂血 빨간 얼굴
頸肩部					
背腰部		右背腰部(肝·膽反應)痛		肩甲疼痛	
胸部	心痛 입이 말랐어도 마시려 하지 않는다. 脇痛 嗌乾	心下滿 狹心症이나 心筋梗塞	咽喉가 마른다. 心痛 胸脇心經의 흐름이 아프다.	胸背部痛 咽乾·胸脇苦滿과 疼痛 口渴多飮·脇下痛·心煩 心痛·呼吸逼迫	呼吸이 얕아서 喘鳴한다. 動悸하여 번민하다. 또 물체를 보면 두려워한다. 咽痛口苦 吐血
腹部					尿가 적고 빨갛다.
上下肢	臂厥 臑臂內(팔·허벅지)의 後廉痛 厥掌中熱痛		掌中熱 上腕·前腕 心經의 흐름이 아프 다. 掌熱	手掌의 熱感·疼痛 四肢의 逆冷感 前腕內側의 疼痛	手足이 차다 掌中이 뜨겁다.
自律神經系			發熱 意識이나 感覺障害	不眠 眩暈 昏倒 또는 精神障害	깊은 잠이 안 들고 꿈을 많이 꾼다. 盜汗 健忘, 겁이 나서 잠을 잘 수 없다. 의식의 昏迷, 더워하고 추위한다. 譫語·鈍重
其他				身熱	經路走行部의 痛症·鈍重感·痲痺 등

제2절 督脈의 病證

1. 病證의 착안점

가장 陽性이 강하고, 中樞性 疾患이나 病證이 깊은 것, 그리고 全身 症狀이
강한 것.

2. 病 證

① 項頸部・肩背腰部・脊中이나 關節이 붓고 아프다. 류머티스, 神經痛
② 手足의 痙攣, 疼痛, 痲痺, 腫脹, 冷症
③ 發熱, 上衝, 自汗, 盜汗(陽虛・氣虛)
④ 中風에 따른 言語障害, 瘤疾, 高血壓, 低血壓 등 中樞性의 병
⑤ 귓병・눈병
⑥ 齒痛, 心臟, 咽喉病

제3절 陽蹻脈의 病證

1. 病證의 착안점

督脈 다음으로 陽性이 강한 中樞性 疾患이며, 督脈에 비해 病證이 가볍고, 限
局性의 病證.

2. 病 症

① 頸肩背腰部의 硬結이나 痛症・硬結
② 中風에 따른 片痲痺, 言語障害
③ 手足의 痛症, 痲痺, 拘縮, 痙攣, 冷症

④ 눈병, 耳鼻科 질환

⑤ 齒痛, 三叉神經痛(2, 3枝)

⑥ 陽虛에 따른 땀[汗], 顔面에 땀을 흘린다.

⑦ 感氣, 痼疾

제4절　陽維脈의 病證

1. 病證의 착안점

督脈이나 陽蹻脈과 같은 中樞的 要素는 없고, 얕은 부위의 病證, 또는 陽性的
인 手足의 痛症, 膽經上의 病證.

2. 病　證

① 頸肩背腰部, 胸部의 疼痛이나 腫脹

② 大腿, 膝, 下腿部 外側의 浮腫, 疼痛, 痲痺, 痙攣, 發熱, 打撲, 捻挫

③ 上肢(肩關節)의 腫脹, 疼痛, 痲痺, 痙攣

④ 頭痛, 片頭痛, 眩氣症, 三叉神經痛(1, 2枝)

⑤ 眼科疾患, 耳病, 齒痛

⑥ 胸脇苦滿, 肝臟病, 膽囊炎, 膵臟疾患, 十二指腸部 三徵候

⑦ 自汗, 盜汗

제5절　帶脈의 病證

1. 病證의 착안점

陽維脈보다 陰性的으로 깊은 病證이 된다. 또 婦人科 질환이 포함된다.《鍼
灸聚英發揮》에는 臨泣의 主治證으로서 25證이 실려 있으나, 이 25證의 내용을 검

토하여 보면, 正經 가운데 膽經에 속하는 病證이 많다. 실제로 臨床에서 膽經의 병증은 陽維脈의 適應症이다.

2. 病 證

① 婦人科 질환(月經痛·月經不順·赤白帶下)
② 下腹部痛, 허리[腰]의 冷感, 疼痛
③ 上下 肢關節의 腫脹, 疼痛, 痲痺, 筋肉痛
④ 股關節周圍痛
⑤ 귓병[耳病]

제6절 任脈의 病證

1. 病證의 착안점

下腹部의 질환을 생각할 수 있지만, 正經인 肺經 病證을 많이 포함하고 있다. 예컨대 呼吸器 질환, 皮膚 등이다.

2. 病 證

① 下腹部의 疼痛, 脹滿, 설사, 변비
② 婦人科 질환(月經痛, 下血, 子宮筋腫, 帶下)
③ 膀胱炎, 前立腺炎, 前立腺肥大, 尿閉, 血尿
④ 神經痛
⑤ 皮膚炎(아토피성 습진, 蕁麻疹)
⑥ 咳嗽, 코[鼻] 질환
⑦ 脫肛, 痔疾, 齒痛

제7절 陰蹻脈의 病證

1. 病證의 착안점

주로 下焦의 병을 생각한다. 腎經의 病證이나 腹部에는 胃經에 반응을 나타
내므로, 胃經의 병증도 많이 포함하고 있다. 또 腰仙部의 질환에는 대부분 사용하
고 있다.

2. 病 證

① 胃 질환(胃·十二指腸潰瘍, 胃炎, 胃下垂)
② 膵 질환
③ 腸 질환(便秘, 大腸炎, 痔疾, 脫肛, 盲腸炎)
④ 泌尿器 질환(腎炎, 腎盂炎)
⑤ 膀胱 질환(膀胱炎, 尿閉, 遺尿, 血尿)
⑥ 婦人科 질환(子宮出血, 月經痛, 帶下, 卵巢炎, 子宮筋腫, 産後殘病)
⑦ 咽喉病
⑧ 腰仙部痛, 무릎[膝]痛, 下肢의 冷症

제8절 陰維脈의 病證

1. 病證의 착안점

陰維脈의 病證을 《難經》二十九難에서는 "心痛으로 고생한다"고 말하고 있
으나, 이것은 여러 종류의 心痛·心下部痛을 뜻한다.
心包經의 病證도 고려된다.
陰維脈의 心痛은 不安感을 많이 포함하고 있다.
이것에 비해 衝脈의 心痛은 疼痛性의 것이 많다.

2. 病 證

① 心臟의 일반 증상(心臟部・胸部의 壓迫感, 狹心症, 心下部痛)

② 가슴이 답답하고 숨이 가쁘다.

③ 胃痙攣, 膽石仙痛, 膽囊炎

④ 心臟의 痛症에 대한 不安

⑤ 음식물이 胸部와 心下部에 막혀서 잘 내려가지 않는다.

⑥ 咽喉의 異物感, 腹鳴, 食慾不振, 便秘

제9절 衝脈의 病證

1. 病證의 착안점

《難經》에는 "逆氣하여 裏에 急하다"고 기술되어 있는데, 逆氣의 證을 표시하고 있다.

또 裏란 腸을 뜻하며, 急이란 것은 痙攣을 가리킨다. 《鍼灸聚英》에서도 腸이나 婦人科의 심한 통증을 많이 들고 있다. 脾經病證도 많이 포함된다.

2. 病 證

① 心臟 질환(狹心症, 心筋梗塞, 心悸亢進, 壓迫感)

② 消化器 질환(泄瀉, 便秘, 脫肛, 痔疾, 胃痙攣)

③ 婦人科 질환(更年期障害, 上衝感, 月經痛, 冷症, 産後不調理 등)

④ 精神科 질환, 內分泌障害, 自律神經失調

⑤ 泌尿器 질환

⑥ 脾經上의 疼痛, 痙攣, 腫脹(膝痛, 母趾痛, 腹痛 일반)

제10절 手陽明脈의 病證

1. 病證의 착안점

주로 大腸經의 病證이라고도 한다. 그러나, 이 病證은 陽維脈에 포함되어야 하나, 陽維脈의 영역 안에서 手足陽明經을 결합하는 것이 더 효과적이라고 할 수 있다.

2. 病 證

① 어깨[上腕], 팔[前腕]의 大腸經上의 疼痛
② 顔面痛, 齒痛(下), 齒齦炎(上)
③ 咽喉痛, 콧병
④ 乳腺炎(上部)

제11절 足陽明經의 病證

1. 病證의 착안점

胃經의 病證이 主가 되나, 陽維脈이나 帶脈의 病證 가운데 한 분야이기도 하다. 특히 手足의 陽明經上의 病證에 효과가 있다.

2. 病 證

① 大腿・下腿 前面의 痛症과 痲痺
② 膝關節痛
③ 顔面痛, 顔面痲痺, 上眼瞼下垂
④ 齒痛(上), 齒齦炎(下)
⑤ 便秘, 腹痛
⑥ 乳腺炎

제12절 足厥陰脈의 病證

1. 病證의 착안점

肝經이나 膽經의 病證을 많이 포함하고 있다. 또 肝膵臟 질환, 스트레스에서 오는 胸脇苦滿, 心下滿 등을 호소한다. 기타 신체의 근육에 관계하는 병에 사용한다. 陽維脈+陰蹻脈의 病證에 효과가 있다고 생각하는 것이 좋다.

2. 病 證

① 肝臟 질환, 膽囊 질환
② 膵臟 질환, 胃 질환
③ 眼科 질환
④ 頭痛
⑤ 어깨[肩] 關節痛, 肩背腰部痛
⑥ 무릎[膝] 關節痛
⑦ 前立腺炎, 前立腺肥大
⑧ 內分泌 질환
⑨ 解毒작용에 관한 질환(피부병, 알레르기 질환 등)
⑩ 五十肩
⑪ 心臟 질환

제13절 手少陰脈의 病證

1. 病證의 착안점

心, 心包經의 病證을 생각한다. 또 肝臟·膽囊 질환에 사용한다.

2. 病 證

① 肝臟·膽囊 질환
② 胸脇苦滿, 心下滿
③ 肩背腰部痛
④ 上腕前腕內側痛
⑤ 肩關節痛
⑥ 胸內苦悶

제 **5** 장　　　診察과 診斷

東洋醫學에서 診察은, 四診法에 따라 이루어지고 있다.

四診法이란 望診, 聞診, 問診, 切診을 말하는데, 이는 주로 十二經絡의 調整을 행할 경우, 면밀히 施行하고 있다.

奇經治療에서는, 正經治療(經絡治療)와 같은 정도의 면밀한 四診法이 필요치 않으므로 간편하고 즉효가 있는 치료법으로서, 한때 붐을 이룬 것은 당연한 일이다. 그러나 간단하게 見聞하여 臨床에 사용한 결과, 잘 되지 않아 단념한 치료가도 적지 않다.

奇經治療를 처음 시도하려고 하는 이에게도 되도록 알기 쉽게 診察·診斷에 대하여 기술하고자 한다.

제1절　診察·診斷의 基本理論

1. 診察·診斷의 基本

1) 奇經治療의 방법

奇經治療의 근본이론을 설명하기 전에, 常經 十二經의 치료(經絡治療)는 어떤 것인지에 대하여 기술하고자 한다.

經絡治療는 補瀉라는 手技가 필요하다. 즉 기술이 뒤따른다는 것이다.

이것에 비하여, 奇經治療는 置鍼만 할 뿐이다. 그 효과는 환자가 지니고 있는 自然治癒力을 최고로 활용하는 것이 다르다. 자연치유력에 따라 치료한다는 것은 가장 완전한 치료방법이다.

自然을 잘 활용하는 기술이야말로 최고의 기술이라고 하여도 지나친 말이 아니라고 생각한다. 이 자연의 활동을 충분히 활용하는 것이 중요하다. 그러나 그러기 위해서는 氣血을 세밀히 파악할 필요가 있다.

經穴은 最少의 刺戟으로 最大의 효과를 올릴 수 있는 選別方法이 빼어난 치료법이다. 그 방법이 奇經治療이다. 그것은 八總穴을 사용하고, 4개의 그룹으로 나누는 것은 이미 설명한 대로이다.

督　脈은, 後谿가 主穴, 申脈이 從穴

陽蹻脈은, 申脈이 主穴, 後谿가 從穴

陽維脈은, 外關이 主穴, 臨泣이 從穴

帶　脈은, 臨泣이 主穴, 外關이 從穴

任　脈은, 列缺이 主穴, 照海가 從穴

陰蹻脈은, 照海가 主穴, 列缺이 從穴

陰維脈은, 內關이 主穴, 公孫이 從穴

衝　脈은, 公孫이 主穴, 內關이 從穴

(이하 二經治療의 配合도 같다)

이와 같이 主와 從 또는 客이라는 思考方法이 東洋醫學의 특징이다.

옛 치료는 主穴에 먼저 鍼을 놓아 合穴을 하고, 經의 위를 쓰다듬든가 주물러서 효과를 기다리고, 또한 완전한 치료를 하기 위하여 從穴을 취하였다.(이것을 先後의 補瀉라고 한다)

먼저 刺鍼하는 것을 主穴, 뒤 이어 刺鍼하는 것을 從穴이라 하고, 1組의 經穴로 2개의 奇經治療가 행하여진다.

즉 손과 발의 經穴의 配合이다. 손과 발이라는 것은 上과 下의 어느 쪽을 취할 것인가이며, 奇經治療의 根本이 되고 있다.

2. 上下와 左右

이것은 奇經診斷의 기초가 되는 것으로, 上下는 組로 되어 있는 奇經의 어느 것이 證인가에 있으며, 左右는 어느 쪽을 취하면 효과가 있을까 하는 점이다.

內經理論에서는 上下는 水火라는 것이며, 또는 寒熱이라는 것이 된다. 寒熱은 病情을 가리키고 있다.

左右의 근본은 陰陽이다. 左는 陽, 右는 陰이다. 2개의 陰陽이 발전하여 가면 三陰三陽이 되고 病位라는 개념으로 진행하게 된다.

上下와 左右를 명확하게 한다는 것은, 病位 病情을 확실하게 한다는 것이 되며, 또 證이 결정되는 것이다. 바꾸어 말하면 上下左右를 명확히 한다는 것은 證을 명확히 한다는 것이다.

또한 奇經의 證을 명확히 한다는 것은, 上의 奇經인가 아니면 下의 奇經인가의 문제이며, 그리하여 左를 취할 것인가 아니면 右를 취할 것인가의 문제이다.

* 病情은 病狀과는 조금 다르다. 東洋醫學의 근본은 自律神經系의 症狀이 太牛을 점하고 있고 神經系의 변화도 포함하는 것이어서 情이란 문자를 사용하고 있다.

제2절 診察 · 診斷法의 종류

診察 · 診斷의 방법은, 다음과 같이 分類되나, 서로가 따로따로 시행되는 것이 아니라 동시에 진행되고, 診察 · 診斷 행위에서 奇經證이 도출되는 것이다.

다음에 그 종류를 들고 설명을 하기로 한다.

　　　1. 經絡流注에 따른 診察 · 診斷
　　　2. 病證에 따른 診察 · 診斷
　　　3. 壓診點에 따른 診察 · 診斷
　　　4. 奇經腹診에 따른 診察 · 診斷
　　　5. 脈診에 따른 診察 · 診斷
　　　6. 테스터에 따른 診察 · 診斷
　　　7. 綜合 診察 · 診斷

1. 經絡流注에 따른 診察·診斷

예컨대 肩上部가 아프다고 호소하는 환자가 있다고 하자. 이 肩上部는 奇經 八脈 가운데서 어느 經이 지나가고 있는가를 생각하게 되는 것이다.

正經에서는, 肩井[膽經], 天髎[三焦經], 그 뒤로 秉風, 曲垣, 肩外兪와 小腸經 이 돌고 있다.

奇經에서는, 肩井 부근은 陽維脈이, 秉風, 曲垣, 肩外兪 부근은 陽蹻脈이 지 배하고 있다. (그림 27)

壓痛이 肩井 부근에 강하게 드러날 경우, 陽維脈을 奇經證으로 하여 예측하 게 되는 것이다.

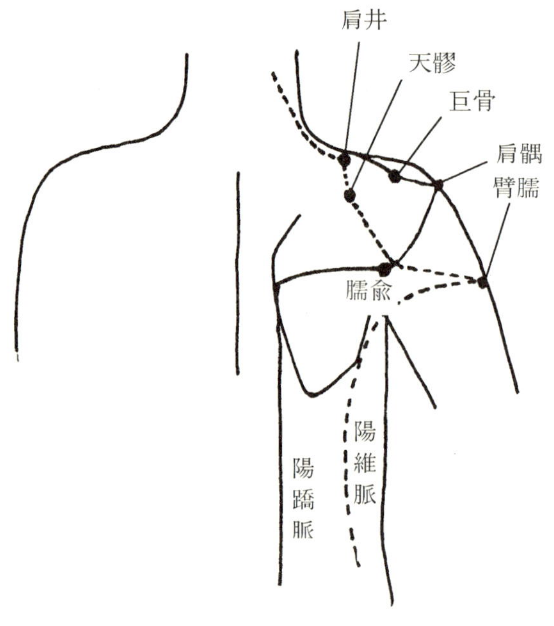

그림 27. 肩上部 주위의 奇經流注

또 한 예를 든다면, 右下肢 後側의 坐骨神經痛의 환자가 있다고 하자. 大腿 後側에서 下腿 後側에 걸쳐 疼痛이 심하고, 라세그의 검사에서도 30° 정도에서 痛

症이 나타나고, 陽性反應을 나타내고 있다.

經絡流注에서, 正經에는 膀胱經임이 틀림없다. 奇經流注에서는, 膀胱經의 別經으로 불리는 陽蹻脈으로 판단할 수 있다.

그러나 이와 같이 간단하게 생각해서 정확히 맞추는 경우는 적고, 거의 효과가 없다. 이유는 坐骨神經痛은 확실히 下肢 後側으로 당기고 아프나, 痛症의 發生源은, 腰部에 있기 때문이다. (그림 28)

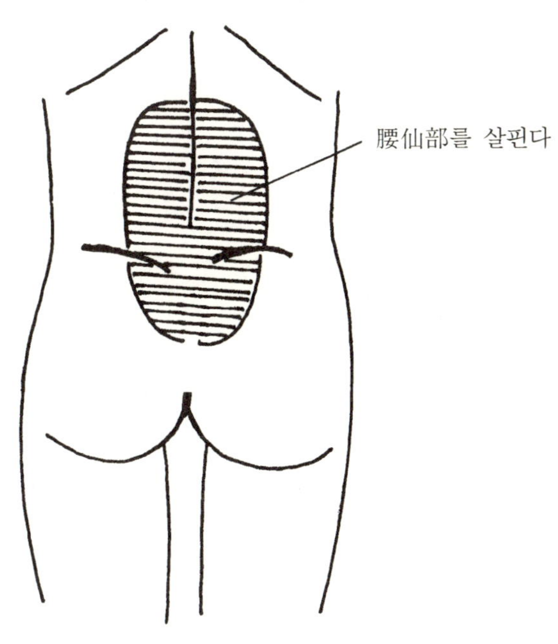

그림 28. 坐骨神經痛의 발생원

또 陽蹻脈은 體表에 가까운 부위를 돌고 있기 때문에, 深部의 痛症에는 아무래도 효과가 없다.

그래서 腰部는 肝과 腎이 主가 되므로, 陽蹻脈(照海 → 列缺)인가 아니면 足厥陰脈(太衝 → 通理)을 생각하고, 또 하나 任脈도 더하여 診察하게 된다.

그 진찰방법은, 奇經腹診을 하면 편리하다. 즉 腹部 天樞穴에 壓痛 硬結이 인정되어, 테스터를 붙여서 硬結이 사라지면 陰蹻脈이라고 생각해도 된다. (사진 1)

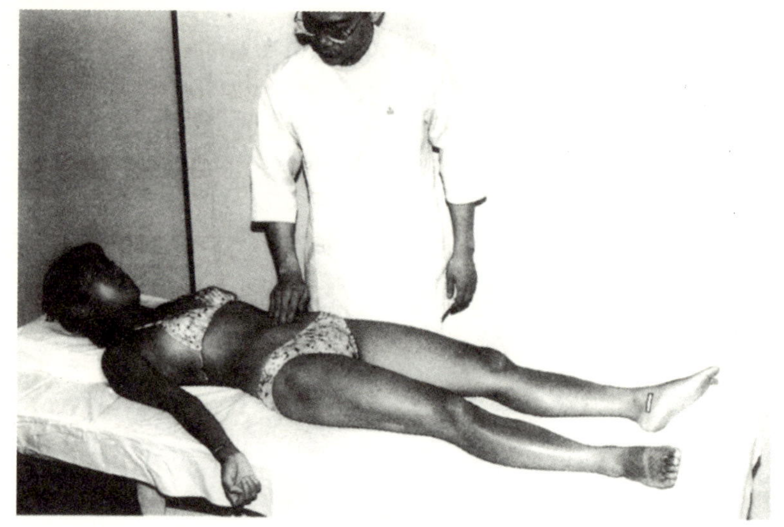

사진 1. 照海—列穴에 테스터를 붙여서 天樞의 반응을 본다.

그리고 라세그를 검사하여 30° 이상 下肢가 올라가면 陰蹻脈의 證으로 보는 것이다. 물론 이것만으로 결정하는 것이 아니라, 다른 진찰법도 고려하지 않으면 안 된다. 이를 종합해 보면 다음 도표와 같다.

$$經絡流注 \left\{ \begin{array}{l} 奇經流注에서 \ 診察 \cdot 診斷 \\ 正經流注에서 \ 診察 \cdot 診斷 \end{array} \right.$$

이 經絡流注를 파악하는 것은, 治療師에게 最低限의 필요조건이므로 제2장의 奇經流注를 熟讀하는 것이 중요하다.

2. 病證에 따른 診察 · 診斷

奇經治療를 하는 이들이 가장 많이 쓰는 진찰·진단법은 經絡流注와 病證에 따른 證의 決定이다.

제4장에서 病證에 대하여 상세하게 기술하였으나, 예컨대 督脈과 陽蹻脈의 病證 相違의 판단, 또는 陽蹻脈과 陽維脈의 病證相違의 판단을 어떻게 보는가 하는 점, 또는 陽維脈과 衝脈, 任脈과 陰蹻脈 등 臨床에서 그 相違를 알기 어렵고,

病證을 따라 證을 결정하기 위한 시도로서 알기 어려워 단념하는 사람도 있다.

필자도 학생시절 恩師 와다 세이기치(和田淸吉) 선생이 實技를 지도할 때 자주 奇經을 시행하여, 그렇게 效力이 있다면 꼭 시행하려고 하였으나 그리 효과가 좋지 않아 實技를 포기한 시기도 있었다.

病證만으로는 證을 결정하는 것은, 역시 어렵고 經絡의 流注를 참고하여 판단하고, 後述하는 奇經腹診을 응용하면 더 정확한 奇經證이 결정되리라 믿는다.

참고할 만한 예를 기술하면, 膀胱炎의 病狀으로 來院한 여성환자가 오줌을 자주 누고 殘尿感을 호소했다. 《鍼灸聚英》의 病證을 보면, 任脈에 小便不通, 陰蹻脈 가운데 小便冷痛이라 되어 있어, 어느 證에 속하는가를 알 수 있다.

그래서 奇經腹診에 따라 天樞의 반응과 下腹 任脈 위의 반응을 비교하여 어느 쪽이 뚜렷한가를 조사하여, 그 강한 쪽 또는 반응이 사라지는 쪽의 奇經을 證으로 하는 것이다.

天樞의 반응이 강하면 陰蹻脈의 證이 되고, 照海가 主穴로 되어 치료를 행하게 되는 것이다. (그림 29)

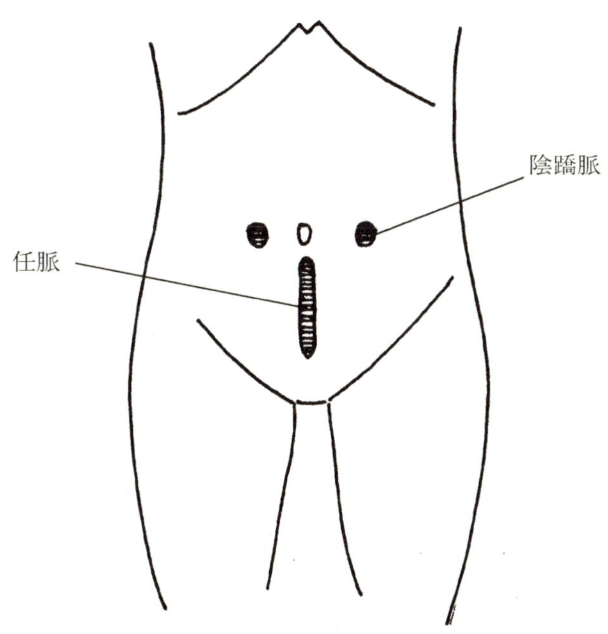

그림 29. 任脈과 陰蹻脈의 반응 부위

이와 같이 八總穴 主治證에는 비슷한 病證이 가끔 보이므로, 證의 결정이 昏迷에 빠질 수 있다.

3. 壓診點에 따른 診察·診斷

經絡流注와 奇經病證으로 미리 證을 예상하면서, 그 證이 틀림없는가를 확인하기 위해 壓診點을 검사하는 방법이다.

奇經治療를 하는 대다수의 사람들은, 이 방법에 따라 奇經證을 최종적으로 결정하는 것 같다. 필자도 과거 그 壓診點의 觸診에 고심하였던 생각이 난다.

壓診點은 표 4에 마무리하였으므로, 참고하기 바란다.

표 4. 奇經의 壓診點

	頭·頸·肩·上肢	腹·腰部	下肢
督 脈	百會, 印堂, 齦交 大樞, 身柱, 後谿	命門, 陽關	
陽蹻脈	巨骨, 肩髃, 附分, 風池 肩外兪, 肩中兪, 天宗	膏肓, 京門, 居髎	裏陽陵泉, 承山, 附陽 僕參, 申脈
陽維脈	風池, 肩井, 天髎, 臂臑 外關, 中渚, 風府	居髎	陽陵泉, 陽交, 外丘 風市
帶 脈		章門, 帶脈, 五樞, 維道	臨泣
任 脈	承漿, 列缺	膻中, 中脘, 氣海 關元, 中極	胃經上의 변동을 나타내는 것도 있다.
陰蹻脈	人迎, 缺盆	天樞	交信, 然谷, 照海
陰維脈	廉泉, 天突, 內關	期門, 腹哀, 大橫, 府舍	築賓, 陰廉, 五里
衝 脈	氣舍	肓兪, 氣衝	三陰交, 公孫

壓診點의 사용방법에 대하여 설명하겠다. 예컨대 肩關節의 疼痛이 있는 환자의 奇經을 결정할 경우, 陽蹻脈과 陽維脈의 어느 쪽인가 결정하기 힘들 때, 陽蹻脈이라면 肩髃, 巨骨, 裏陽陵泉 등에 반응이 나타날 것이며, 陽維脈이라면 肩井,

天髎, 臂臑, 陽陵泉에 壓痛의 반응이 나타난다.

그래서 아주 비슷한 부위에 있는 經穴끼리 壓痛의 차이를 비교하고, 그 강한 쪽을 포인트로 생각하는 것이다. 巨骨과 肩井, 肩髃와 臂臑, 裏陽陵泉과 陽陵泉이라는 방법이다. 그 결과 巨骨, 肩髃, 裏陽陵泉에 壓痛이 강하면, 陽蹻脈의 證이 되는 것이다.

壓痛의 검사방법도 熟練을 필요로 하지만, 그 秘訣과 주의할 점을 소개하면 다음과 같다.

① 壓診點의 해부학적 위치를 고려하여 壓을 가하는 방법을 加減한다.
② 施術하는 이가 사용하는 手指는, 검지(제2지) 또는 중지가 좋다.
③ 환자의 반응을 살피면서 押壓을 調整한다. 환자에 따라서 통증에 민감한
  사람과 둔감한 사람이 있기 때문이다.

이 방법은, 術者에게 主體性이 없고 상대방에게 맡기게 되므로, 매우 안전하지 못한 진찰법이다. 역시 脈診이 가능하면 術者에게 주체성이 있고, 아무래도 편리하다는 것은 말할 나위가 없다.

4. 奇經腹診에 따른 診察 · 診斷

奇經腹診이란 말을, 독자 여러분은 처음으로 들었을 것이다.

이것은 필자가 고안한 奇經 專門 腹診法이며, 이 腹診法 덕택으로 奇經治療가 알기 쉽게 되었다고 기뻐하고들 있다. 奇經腹診의 근원은 壓診點이며, 腹部에 있는 壓診點을 눌러서 이것저것을 진찰하는 가운데, 腹部 주위에 奇經八脈은 물론 二經治療의 진찰 · 진단까지 시행하는 것을 알게 되어 매일 매일의 臨床에서 매우 도움이 되고 있다.

물론, 처음부터 전부의 반응을 腹部로 살펴본 것은 아니며, 필요에 따라 足厥陰脈(太衝 → 通里) 手少陰脈(通里 → 太衝) 手陽明脈(合谷 → 陷谷) 足陽明脈(陷谷 → 合谷)의 壓診點을 알았으며, 다음에 陽蹻脈, 督脈의 순서로 발견한 것이다.

이 奇經腹診에 대해서는 상세히 소개하므로, 제6장을 잘 읽어 臨床에 응용하기 바란다. (사진 2)

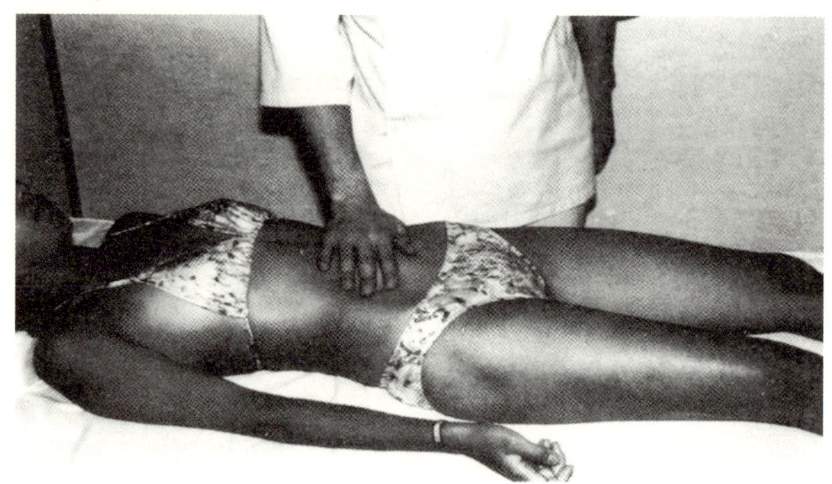

사진 2. 奇經腹診의 실제

또 이 奇經診脈에 대해서는 제18회 日本經絡學會 및 日本東洋醫學系物理療法學會 제19회 學術大會에서 발표하였다.

5. 脈診에 따른 診察 · 診斷

脈診은, 침구사가 그 독자성을 발휘할 수 있는 진찰법인데, 유감스럽게도 알기 어렵기 때문에 최근에는 연구하는 사람이 적어졌다.

단지 일부의 젊은층에서 정열을 쏟아 기술의 습득에 매진하는 사람들이 있다는 것은, 古典鍼灸術의 구원이라고 생각된다.

이 어려운 脈診도, 鍼의 기술과 같아 연습하면 누구나 가능하다. 기술을 습득할 생각이 있느냐 없느냐에 달려 있는 것이다.

1) 脈診의 방법

상세한 것은 脈診 전문서적을 읽어 주었으면 좋겠고, 여기서는 奇經治療에 필요한 脈診에 대하여 간단히 설명하기로 한다.

① 脈診은, 前腕 前面 手關節 가까운 곳의 撓骨動脈에 세 손가락을 대고 診脈하는 것이다. (사진 3)

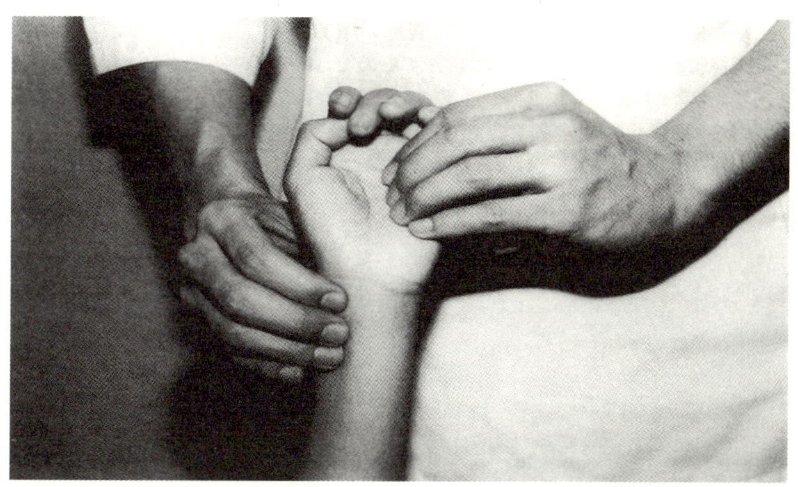

사진 3. 脈診法

② 施術者의 示指, 中指, 藥指에 만져지는 脈을 脈狀診과 比較脈診으로 나누어 관찰한다.

③ 奇經脈診이라는 것을 말하는 治療家도 있지만, 필자는 脈狀診에 따라 奇經證의 適否를 살피는 데 응용하고 있다.

④ 어느 정도 證의 예상이 서면, 主穴과 從穴에 테스터를 붙인다. 證에 맞을 때는 脈狀이 부드러운 正常脈(緩脈)이 되며, 틀리면(맞지 않을 때는) 딱딱하고 거친 脈狀이 된다. 그럴 때, 證을 다시 보고, 또 經穴의 위치를 바꾼다.

⑤ 바른 脈狀에 대하여 말한다면, 脈狀이란 脈象이라고도 하며, 脈이 부드러운가 굳어 있는가, 굵은가 가는가, 빠른가 느린가, 떠있는가 가라앉아 있는가 등 脈이 어떠한 형상을 하고 있는가를 살펴본다. 이것을 전문용어로는 浮脈, 沈脈, 遲脈, 數脈, 虛脈, 實脈이라고 하고, 六組脈이라고도 불러 脈狀診의 기본이 되는 것이다.

⑥ 그래서 좋은 脈이 되었다는 것은 떠있다거나 가라앉아 있다거나 한 脈은 中位로 되고, 느리고 빠른 脈은 보통의 속도로, 가늘고 약한 脈이나 굵고 굳어서 거친 脈은 中 정도의 크기로 부드럽고 어느 정도의 彈力이 있는 脈으로 되는 것을 말한다.

이와 같은 脈狀에 근접할 때, 그 奇經證은 바르다고 보는 것이다.

덧붙여 말해 둘 것은 테스터는 주로 磁石을 사용하는 관계로, 테스터를 붙였을 때의 脈狀은 앞에서 기술한 바와 같은 脈과 조금 다르므로 주의해야 한다.

6. 테스터에 따른 診察 · 診斷

앞에서 서술한 바와 같이, 壓診點이나 奇經腹診, 脈診에 따른 진찰방법도 이 테스터를 사용함으로써 더 정확한 奇經證을 결정할 수 있게 되는 것이다.

필자는 700~800가우스의 자석을 테스터로 사용하고 있다. 때로는 異種金屬인 亞鉛과 銅을 사용하는 일도 있지만, 대부분 자석을 주로 사용하고 있다. 이것은 市販되고 있는 마그네킹이라고 하는 육각형의 것이며, 플러스 쪽에 凸이 있고 작은 육각형을 하고 있으므로 사용하기가 쉽다. (사진 4)

使用方法
① 미리 決定한 奇經證에 따라서, 그 主穴에 플러스 테스터를 붙이고 다음으로 從穴에 마이너스 테스터를 붙인다.
② 奇經證이 틀림없을 때는, 壓診點, 奇經腹診의 반응 등이 消失 또는 輕減되고 脈狀도 좋게 되어, 主訴나 愁訴도 사라지고 마는 것이다.

그러나 證이 맞지 않을 때는, 壓診點, 奇經腹診의 반응도 경감하지 않고, 오히려 腹部에서는 전체가 캥기고, 主訴도 惡化, 脈狀은 나쁜 쪽으로 변화하고, 환자에 따라서는 誤治反應을 나타내는 수도 있다. 이러할 때는 테스터를 떼면 原狀으로 돌아가므로 걱정할 것 없다.

이렇게 하여 바른 證을 결정하고, 그곳에 刺鍼을 하며, 鍼이 바르게 經穴에 들어갔는가 어떤가를 脈狀 등으로 확인하고, 置鍼을 하는 것이다.

이러한 진찰 · 진단법은, 따로 하는 것이 아니라 종합적으로 시행하는 것이다. 특히 奇經腹診 등은, 복잡한 奇經病證을 마스터하지 않아도 奇經治療를 할 수 있다는 이점이 있음을 덧붙여 둔다.

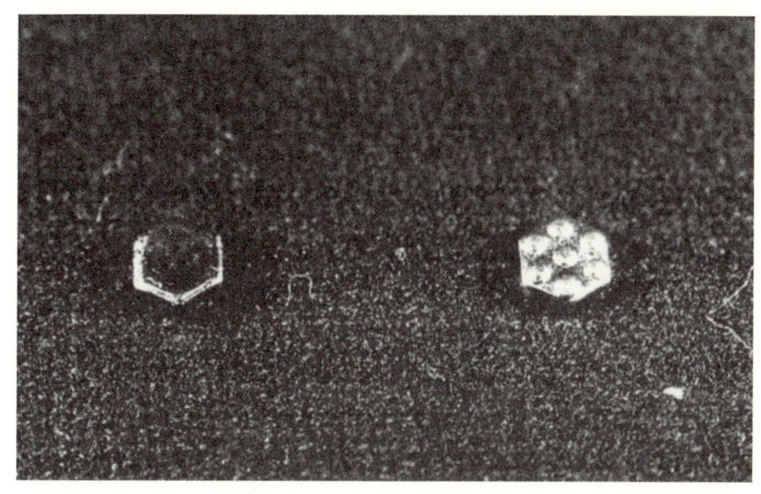

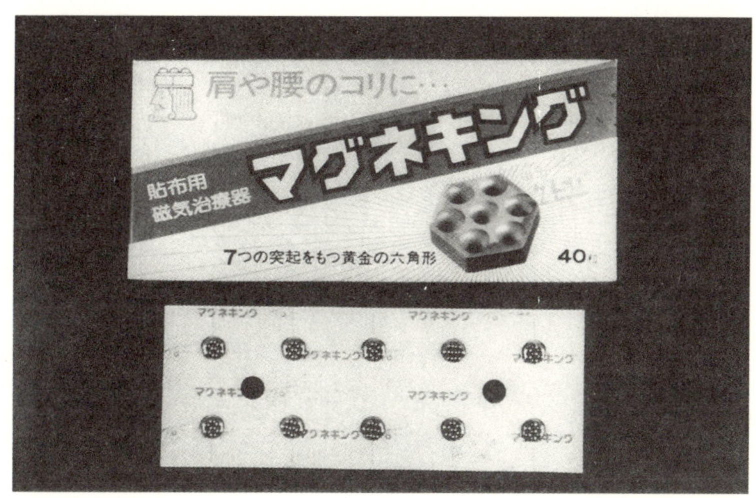

사진 4. 테스터의 마그네킹

7. 綜合 診察·診斷

지금까지 여러 가지 진찰·진단법을 記述하여 왔는데, 필자는 1~6을 종합적으로 사용하여 奇經證을 결정하고 있다.

테스터의 출현과 奇經腹診의 발견에 따라, 이전에 행하여진 奇經治療보다 훨씬 高度로 정확한 기경치료를 할 수 있게 되었다.

① 主訴部의 流注는 어느 經인가를 안다.

② 奇經病證에는 어느 奇經에 들어가는가.

③ 미리 奇經이 생각에 떠오르면

④ 奇經腹診의 반응을 조사해 본다.

⑤ 이를 확인하고, 테스터를 主穴·從穴에 붙인다.

⑥ 이때 脈狀을 잘 살펴두고 테스터를 붙였을 때의 변화를 살펴본다.

⑦ 奇經腹診의 반응이 사라지고, 主訴部의 輕減 또는 消失을 확인하여, 이 奇
  經證은 바르다는 진단을 내린다.

이상이 종합 진찰·진단의 순서이다.

제6장 奇 經 腹 診

경락치료에서 腹診은, 氣의 변화를 진찰하고, 어느 五臟과 經이 虛한가를 살피는 것이다.

그러나 奇經腹診은, 그 근원이 腹部壓診點을 살피는 가운데, 모든 奇經을 이 부분에서 진찰할 수 있다면 편리할 것이라고 해서 발견한 것이므로, 經絡腹診과는 진찰방법에서 큰 차이가 있다.

觸診 방법에서, 經絡診은 가볍게 피부 위를 문지르는 정도로 행해지는 것에 비해, 奇經腹診에서는 壓痛을 눈여겨서 누르는 것이며, 어느 쪽인가를 臟器診의 느낌으로 살펴보는 것이다.

腹診 방법은 약간 요령이 필요하며, 奇經腹診部를 소개한 뒤 상세히 테크닉을 설명하겠다.

제1절 奇經腹診 부위

1. 督 脈

下腹部 正中線上에 氣海·陰交穴 부근에 硬結과 壓痛이 나타난다. 다만 任脈의 반응과 틀리기 쉬우나 任脈은 關元·石門에 반응이 나타나고, 病證에서 종합 고찰하여 壓診을 하는 것이 좋다. (그림 30)

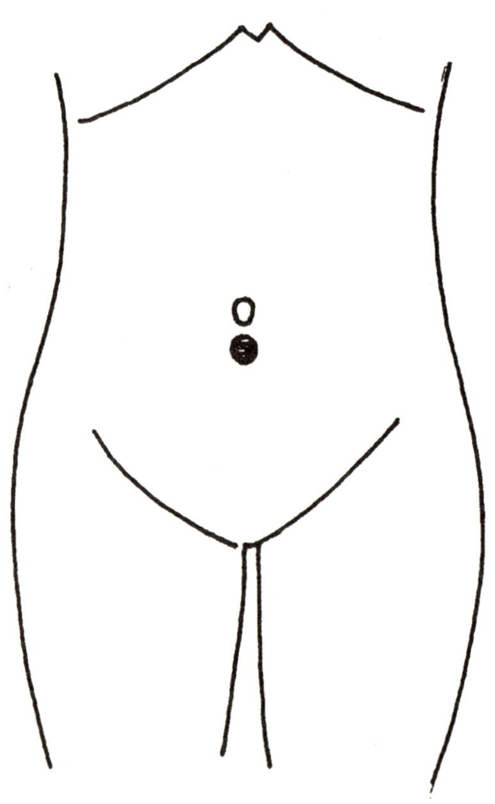

그림 30. 督脈의 奇經腹診 부위

2. 陽蹻脈

腰部 제12 肋骨 끝에 가로선을 긋고, 腸骨稜의 線上, 세로[縱]는 志室의 線으로 에워싸인 面을 反應部로 살핀다. 이것은, 仰臥位 환자의 側腹部에서 腰部 바깥쪽에 손을 넣고 術者의 示指, 中指, 藥指, 小指의 四指를 腹部 방향으로 올리면서 살핀다.

督脈의 反應點과 함께 病證을 생각하여 진찰하면 편리하다. (그림 31)

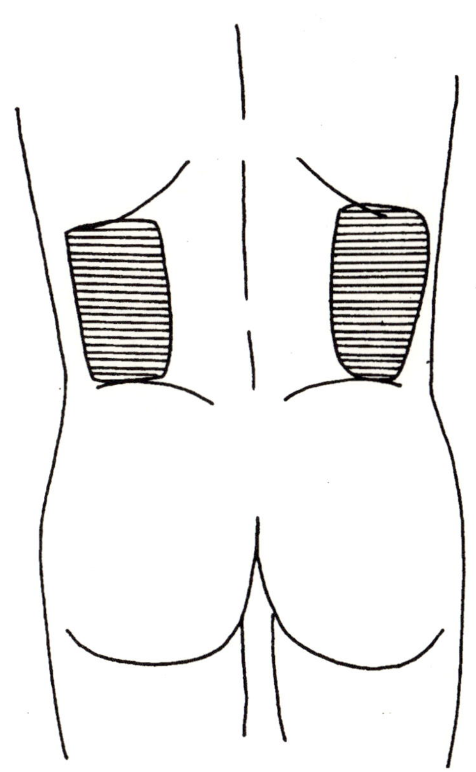

그림 31. 陽蹻脈의 奇經腹診 부위

3. 陽維脈

　　이 反應部는 帶脈과 비교하면서 살피는 것이 좋다. 兩悸肋部에 나타난다. 術者의 小指丘를 대어서 살핀다. (그림 32)

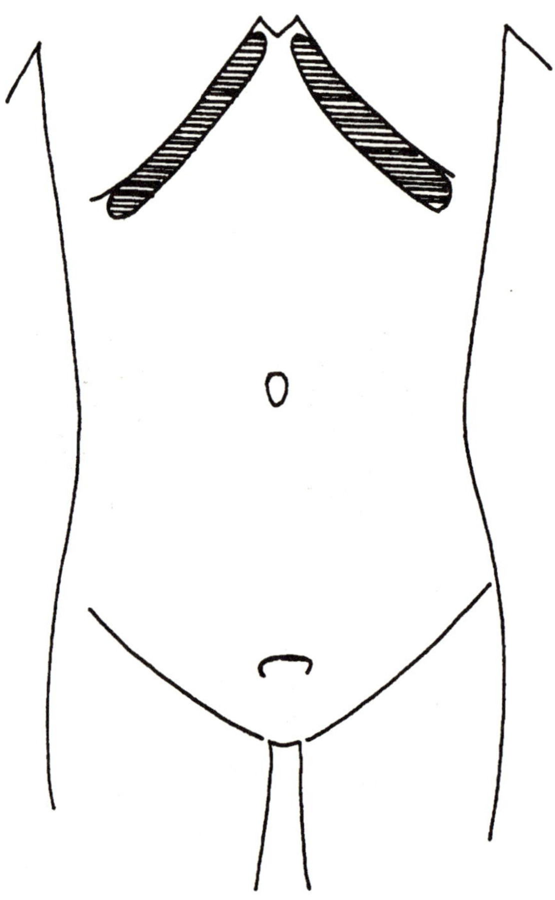

그림 32. 陽維脈의 奇經腹診 부위

4. 帶　脈

　兩下腹部에서 鼠蹊部의 약간 위쪽을 살핀다. 陽維脈의 반응과 비교하며 행하나, 帶脈의 壓診部는 부드러운 부분이므로 가볍게 누른다.
　術者는 小指丘를 대도록 한다. (그림 33)

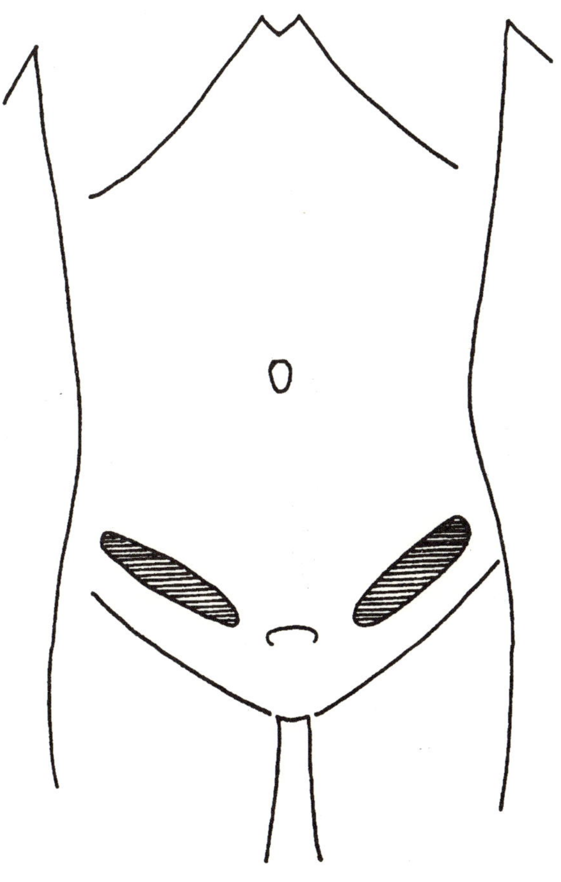

그림 33.　帶脈의 奇經腹診 부위

5. 任 脈

任脈은 流注에서 보면 身體의 前面 正中線上에 壓診點이 나타나게 되는데, 여러 가지 검토한 결과로는, 下腹部 正中線上의 關元·石門穴 부근이 알기 쉽다. (그림 34)

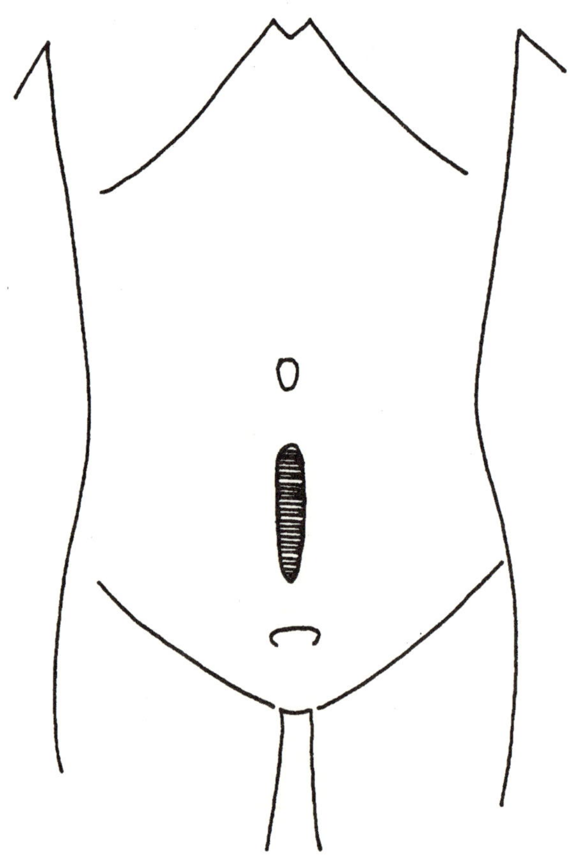

그림 34. 任脈의 奇經腹診 부위

6. 陰蹻脈

兩天樞穴(臍의 外方 2寸)에서 살펴본다. 그러나 이 穴은 手陽明脈(合谷 → 陷谷)의 反應이나 陽蹻脈의 반응도 나타나므로 주의가 필요하다. (그림 35)

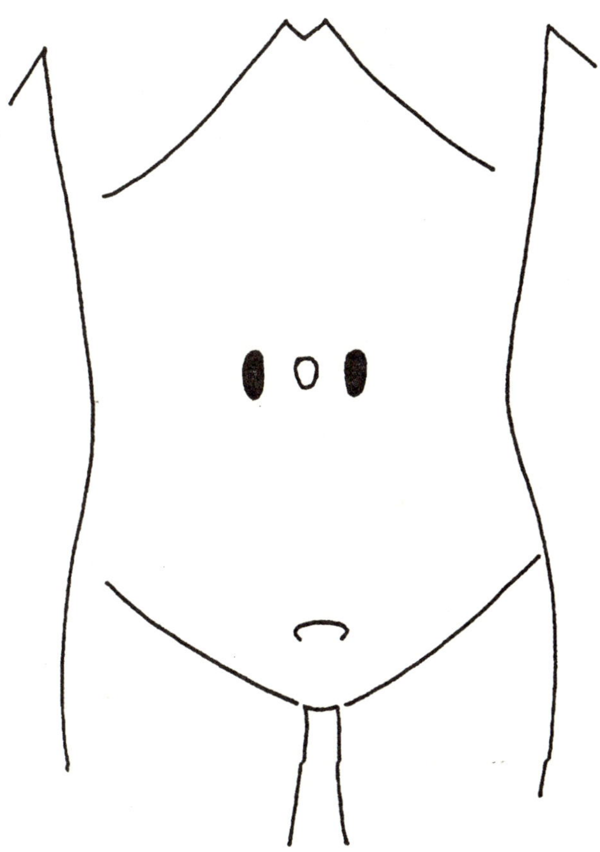

그림 35. 陰蹻脈의 奇經腹診 부위

7. 陰維脈

兩大橫穴(臍의 外方 4寸)과 心窩部에 나타난다. (그림 36)

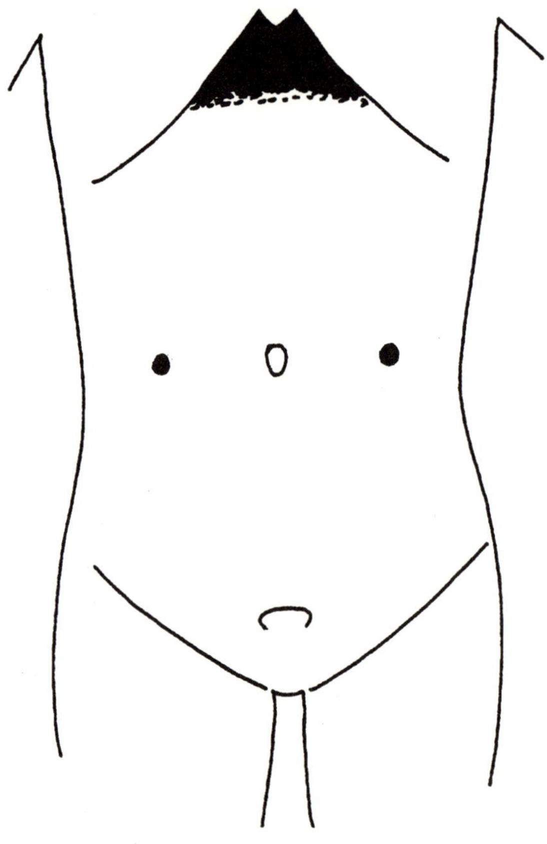

그림 36. 陰維脈의 奇經腹診 부위

8. 衝 脈

臍의 外方 5分의 肓兪穴에 나타난다. 術者의 中指 끝으로 비스듬히 바깥쪽으로 壓診하면 잘 알 수 있다. (그림 37)

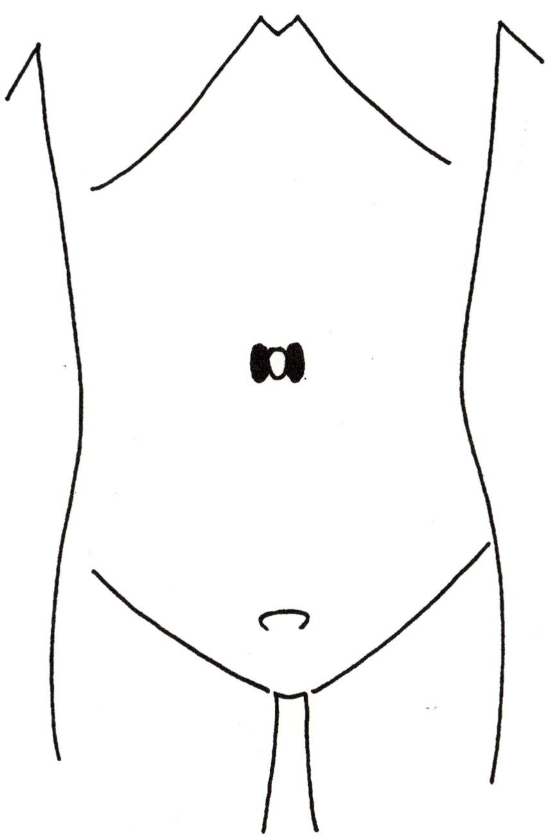

그림 37. 衝脈의 奇經腹診 부위

9. 手陽明脈(合谷 → 陷谷)

両天樞穴에 나타나는 이 穴은, 앞에 서술한 바와 같이, 陰蹻脈의 반응이 잘 나타나는 부위다. 그 相違點은 手陽明脈의 반응은 얕고, 陰蹻脈은 深部에까지 硬結壓痛이 있다. (그림 38)

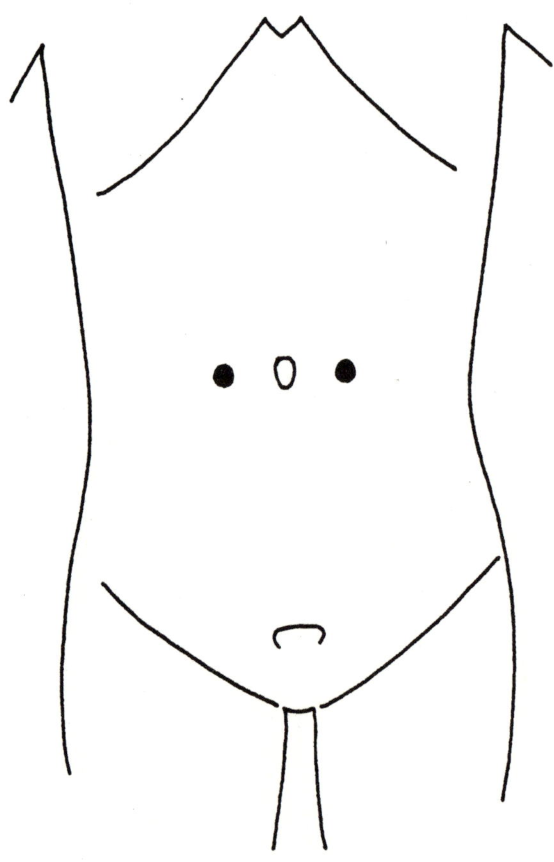

그림 38. 手陽明脈의 奇經腹診 부위

10. 足陽明脈(陷谷 → 合谷)

右下腹部의 虫垂炎의 반응이 나타나는 부위다. 예컨대 마크바네 점 부근의 盲腸 부위다. (그림 39)

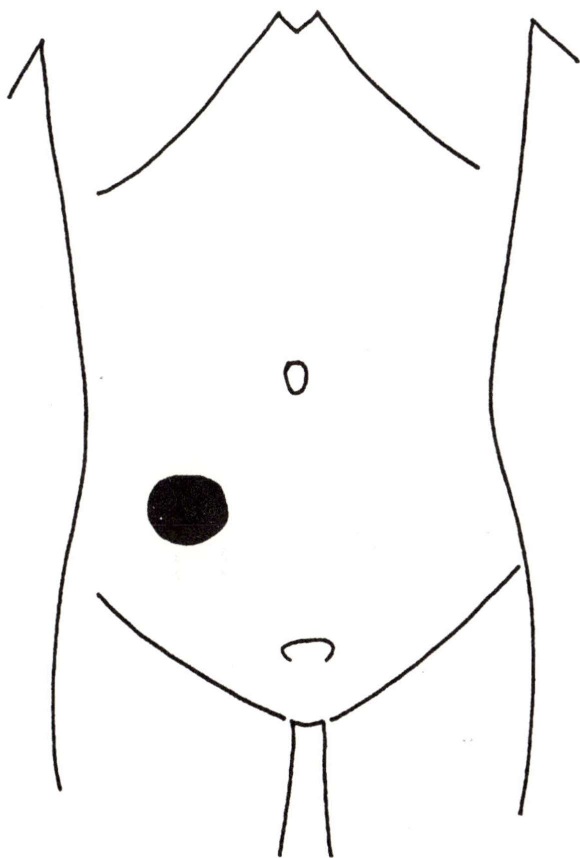

그림 39. 足陽明脈의 奇經腹診 부위

11. 足厥陰脈(太衝 → 通里)

左悸肋部에서 左天樞穴에 걸쳐서, 面을 이루는 反應帶로 나타난다. (그림 40)

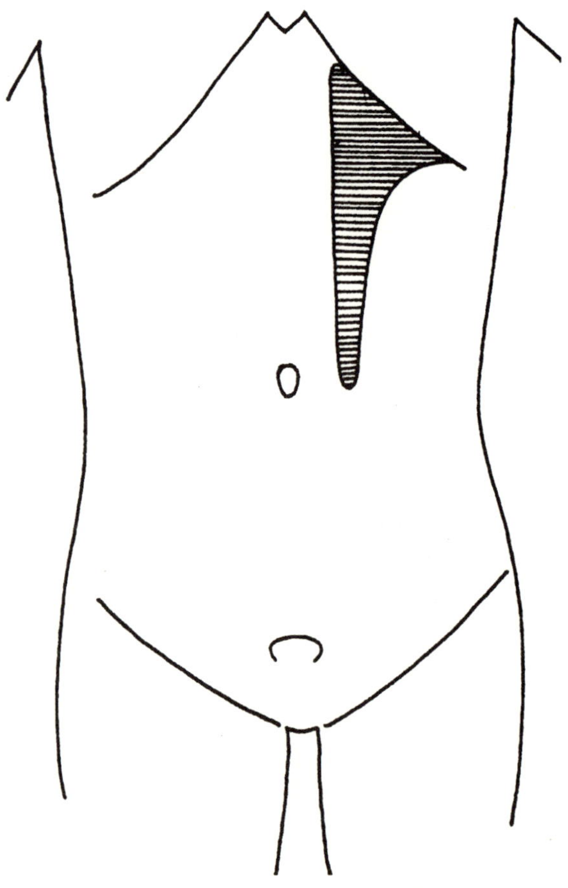

그림 40. 足厥陰脈의 奇經腹診 부위

12. 手少陰脈(通里 → 太衝)

右悸肋部, 胃經의 不容, 承滿穴, 脾經의 腹哀穴 부근에서 비스듬히 右天樞穴에 걸쳐서 面을 이루는 부위다. (그림 41)

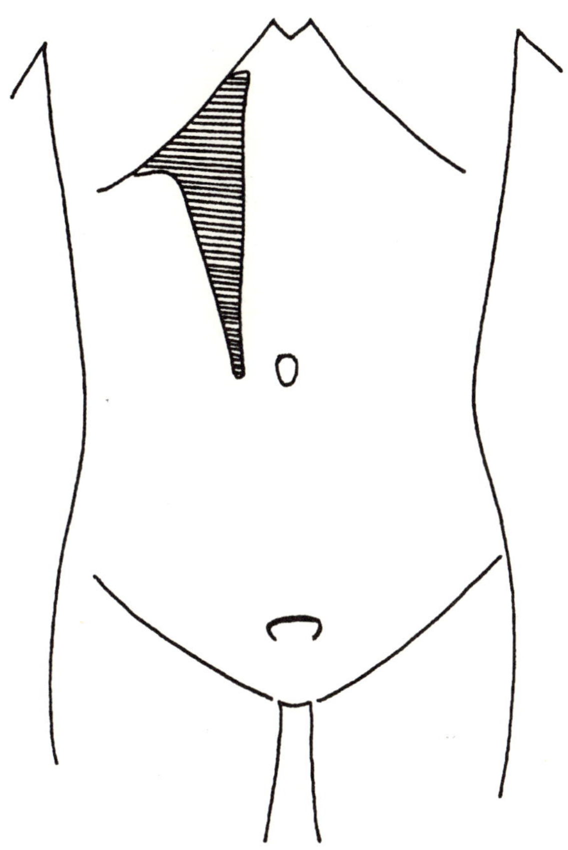

그림 41. 手少陰脈의 奇經腹診 부위

13. 內關 → 太衝

心窩部에서 左天樞穴 부근과 大橫穴에 걸쳐서 面을 이루어 반응이 나타나는 경우이다. (그림 42)

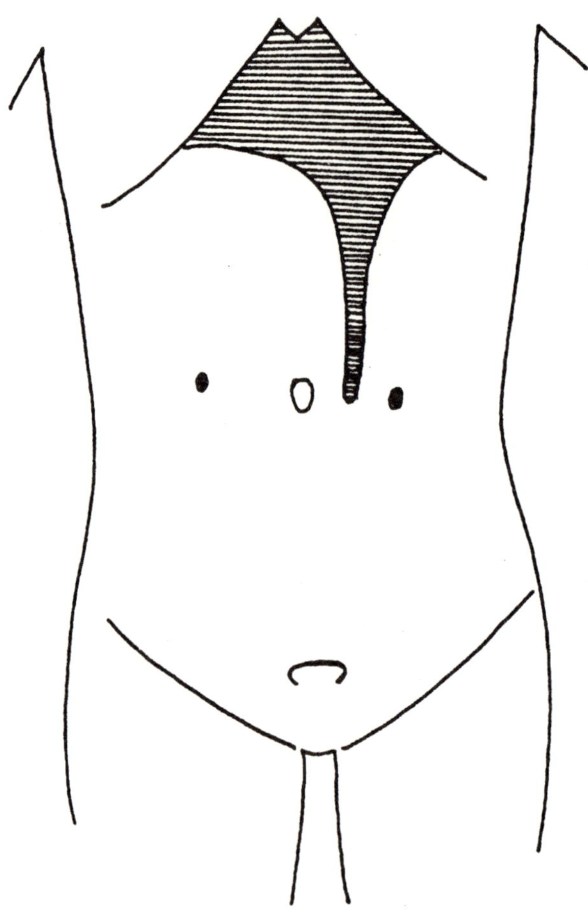

그림 42. 內關 → 太衝의 奇經腹診 부위

14. 太衝 → 內關, 太衝 → 神門

心窩部에서 左悸肋部, 左天樞穴에 걸쳐서 반응이 나온다. (그림 43)

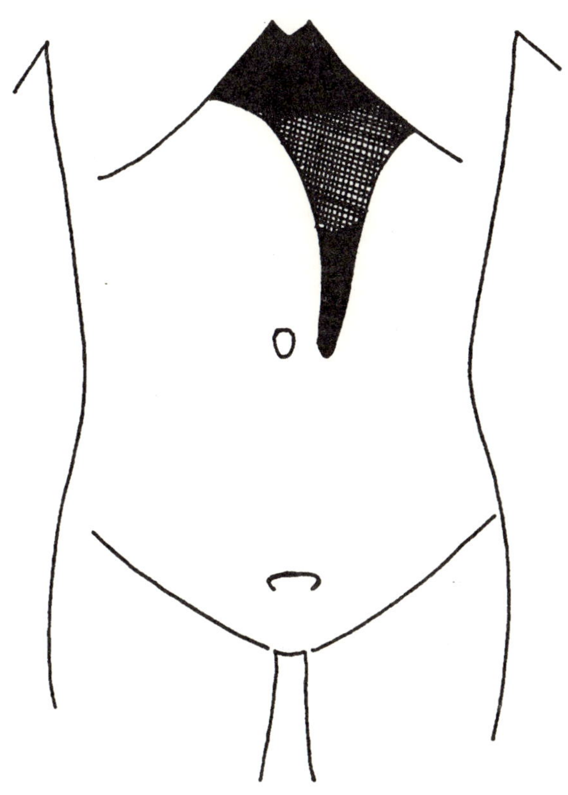

그림 43. 太衝 → 內關, 太衝 → 神門의 奇經腹診 부위

13, 14는 奇經의 응용인데 臨床에서 잘 나타나므로 따로 소개했다.

제2절 奇經腹診을 하는 秘訣

1. 觸診을 할 때는

腹部는 항상 옷으로 덮여 있기 때문에, 또는 背는 陽, 腹은 陰이라는 陰陽理論에서 항상 부드럽고 민감한 부위다. 그러므로 術者의 손은 따스하고 습기가 없고 또 부드럽고 매끈하지 않으면 안 된다.

奇經腹診은 壓痛과 硬結 등이 목표가 되므로, 충분히 환자의 표정에 주의하며 觸診할 것이며 거친 觸診은 피하여야 한다.

2. 腹部 전체의 觀察과 觸診

觸診에 들어가기 전에, 腹部의 色과 光澤, 皮膚의 濕潤, 땀 등을 관찰하고, 조용히 術者의 손바닥을 腹部에 얹는다.

배꼽을 중심으로 한 部位에 손바닥을 얹고(사진 5), 그 彈力을 살펴보고(사진 6), 大腹(上腹部)의 心窩部, 그리고 悸肋部를 손바닥으로 쓰다듬고, 小腹(下腹部)에 손바닥을 댄다. 小腹部 전체를 觸診하여 그 隆起의 陷下, 冷症, 手術痕 등을 확인한다.

특히 맨 처음 기술한 腹部 전체의 彈力과 緊張度는 테스터를 붙일 때 중요한 포인트가 되므로 잘 기억해 두어야 한다.

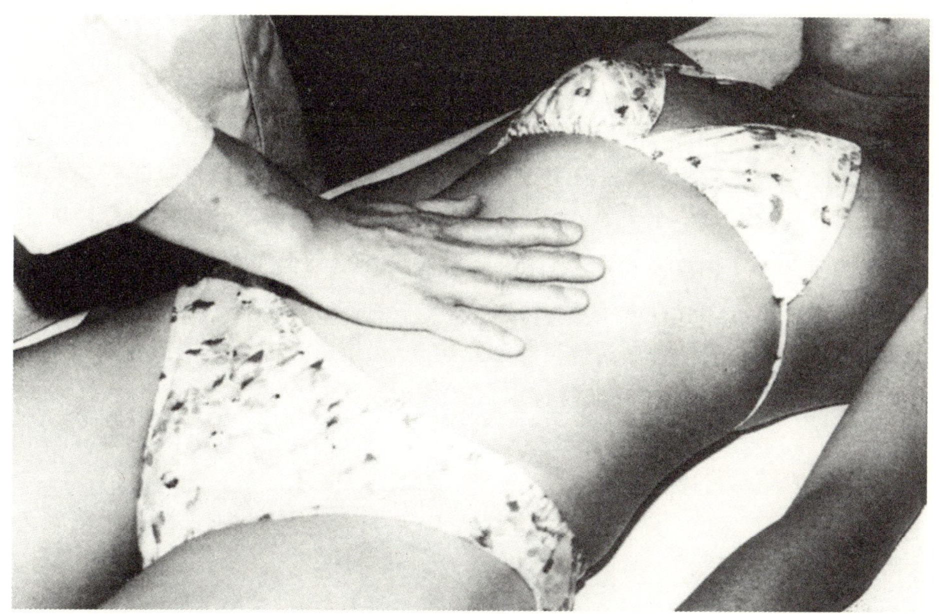

사진 5. 腹診部에 손을 대는 법

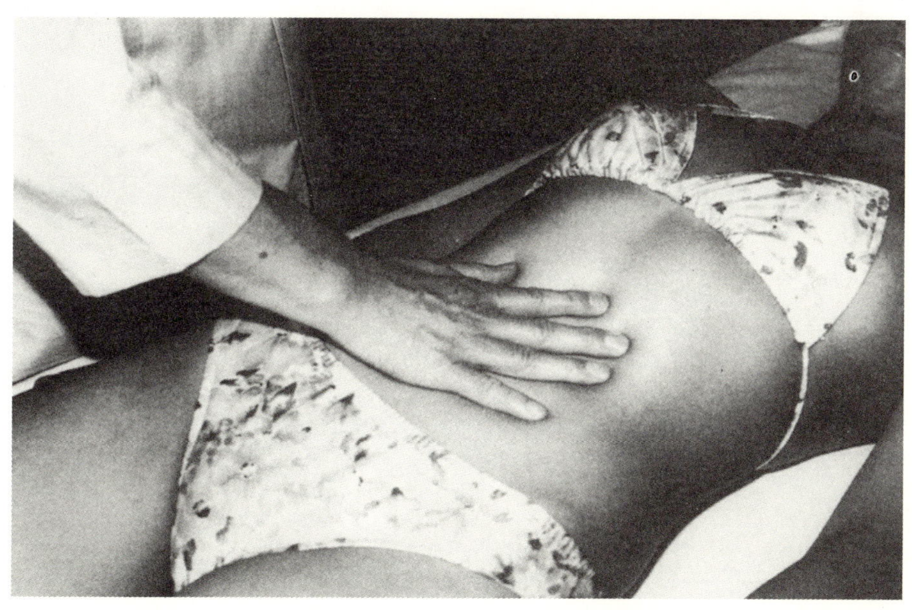

사진 6. 腹診部에 손을 대는 법

腹部의 탄력을 살피는 사진(손을 지그시 누를 것)

104

3. 奇經壓診部의 診療

1) 督脈을 보는 법

下腹部 正中線의 石門・陰交穴 부근은, 任脈의 반응, 胃 부분의 반응도 나타나는 곳이므로, 먼저 病證으로 督脈이 예상되는 경우, 테스터를 붙여 보고 틀림이 없으면 이 반응은 사라진다. (사진 7)

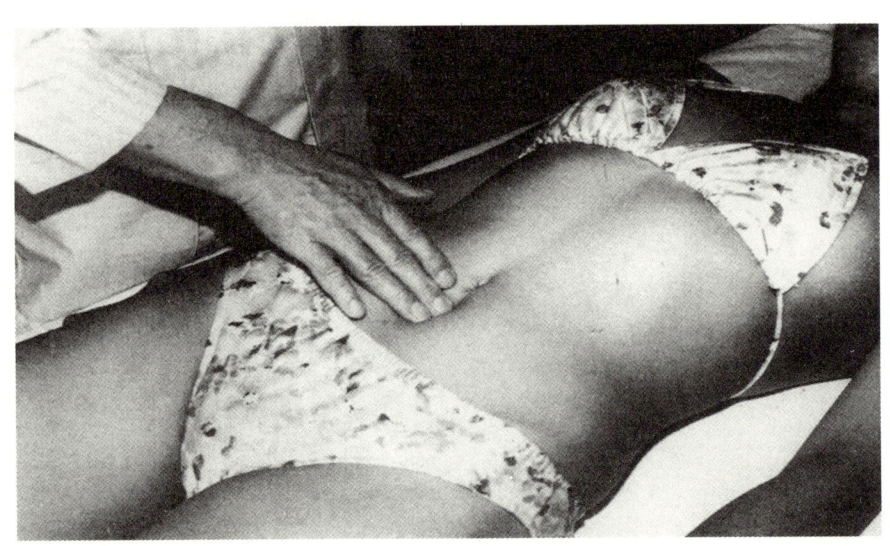

사진 7. 督脈을 보는 법

2) 陽蹻脈을 보는 법

側腹에서 腰部에 손을 넣고 示指, 中指, 藥指, 小指를 가지런히 腰部의 방향으로 들어올리는 것같이 한다.

陽蹻脈의 반응이 있을 경우는 그 반응부가 硬固하여 面을 이루고 있으며, 手指가 腹部의 방향으로 움직이지 않고, 또 네 손가락이 反應部에 들어가지 않는 경우도 있다. 즉 네 손가락이 腹部의 방향으로 들어갈 때는 陽蹻脈이 아니라는 것이다. (사진 8)

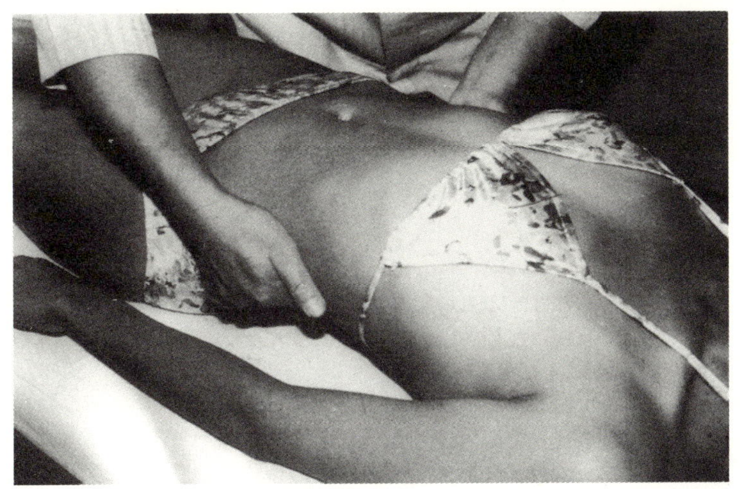

사진 8. 陽蹻脈을 보는 법

3) 陽維脈과 帶脈을 보는 법

제6장 제1절에서도 記述한 것과 같이, 陽維脈은 悸肋部에서, 帶脈은 下腹部에서 반응을 보는 것이나, 術者의 小指丘側을 壓診部에 대고(사진 9), 서서히 壓을 가하여 가면서 그 반응의 有無를 조사한다.

다만, 약간 壓을 가하여도 硬結壓痛이 없고 깊게 누르지 않으면 모를 때도 있다. 이때 환자의 몸이 術者의 손을 뿌리치는 腹壁反射가 일어나는 수도 있다.

帶脈의 下腹部는 陽維脈의 悸肋部보다 가볍게 壓診하여야 한다.

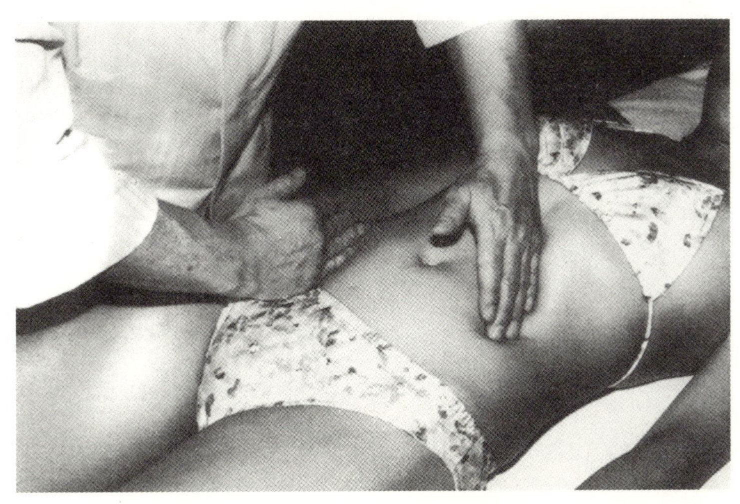

사진 9. 陽維脈과 帶脈을 보는 법

4) 任脈을 보는 법

任脈 正中線上에 關元·石門穴 부근을 약간 깊게 壓診하면 硬結壓痛이 있다. 陰蹻脈과 任脈을 判別할 때 天樞와 비교하여 壓診하는데, 天樞穴은 얕게[淺], 關元·石門穴은 깊게 壓診하는 것이 秘訣이다. (사진 10)

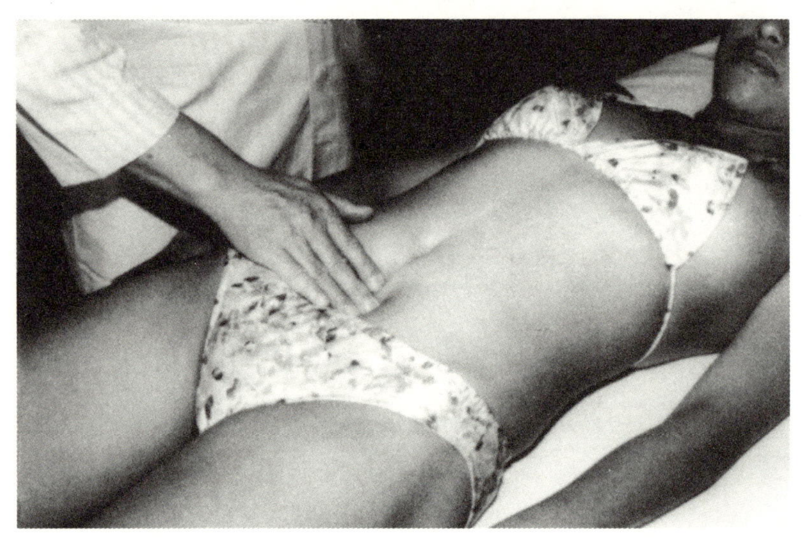

사진 10. 任脈을 보는 법

5) 陰蹻脈을 보는 법

任脈을 보는 법에서도 記述한 바와 같이, 天樞는 얕게 壓診하는 것이나, 이 穴은 手陽明脈이나 陽蹻脈의 반응도 나타나는 곳이다. 그러므로 腹部 반응 가운데 가장 난해하다. 포인트는 陰蹻脈의 경우 任脈의 반응도 잘 나타나데 그것이 기준이 된다. (사진 11)

6) 陰維脈을 보는 법

大橫穴(脾經)의 壓診法은 中指로 깊이 꾹 누르는 것이 秘訣이다. 心窩部는 心下滿의 상태라고 생각하면 된다. 역시 四指의 끝으로 가볍게 壓診하여도 기분 나쁘게 느끼는 곳이다. (사진 12) 이 두 곳의 반응이 갖추어지면 陰維脈의 證이라고 본다.

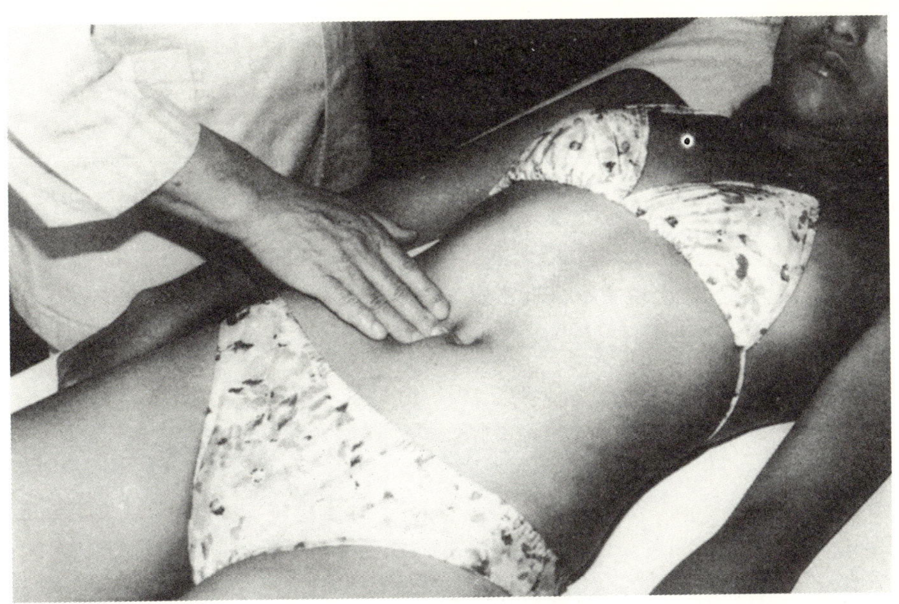

사진 11. 陰蹻脈을 보는 법

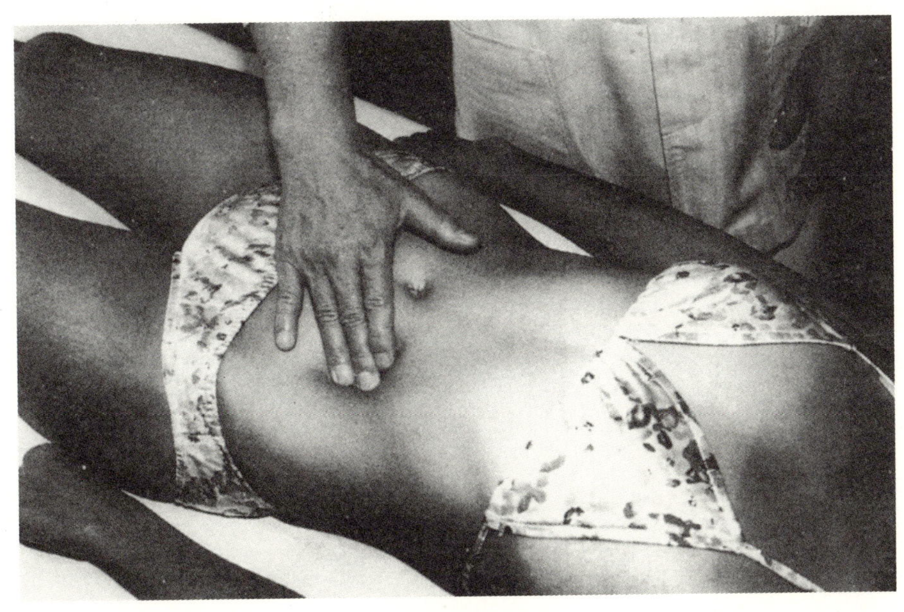

사진 12. 陰維脈을 보는 법

7) 衝脈을 보는 법

臍의 外側 5分은 診察하기 어려운 곳이다. 커다란 배꼽이라면, 배꼽 중심에서 5分 떨어져 있어도 아직 배꼽 주변에 있는 결과가 되고, 배꼽의 가장자리라고 생각하면 된다. 이곳을 가운데 손가락 끝으로 經穴을 당기는 것같이 눌러서, 反應이 없을 때는 柔軟하고, 反應이 있을 때는 손가락 끝에 硬結을 觸知하게 된다. (사진 13)

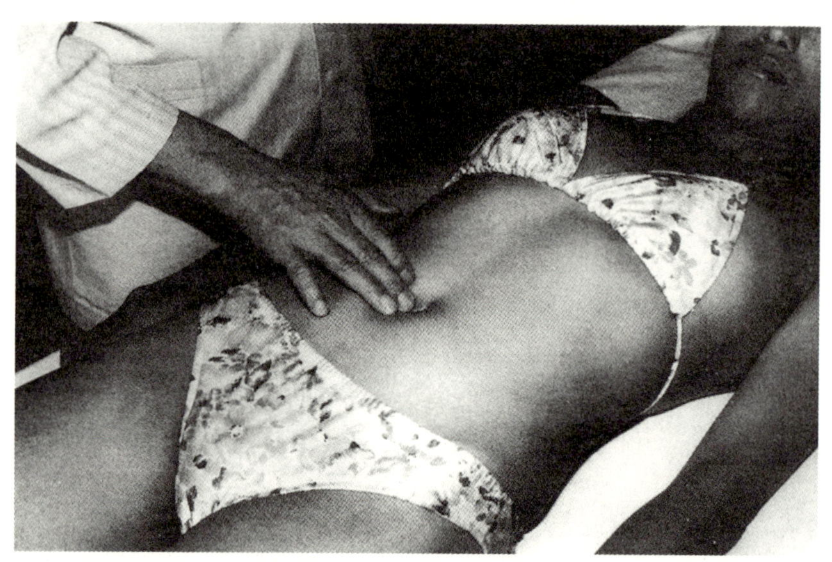

사진 13. 衝脈을 보는 법

8) 手陽明脈(合谷 → 陷谷)을 보는 법

天樞穴의 얕은 부분[淺部]에 닿는 것으로 생각되나, 陽蹻脈을 찾는 법에서도 記述하였듯이, 매우 난해한 부위로, 病證과 함께 견주어 證을 생각하며, 그리고 나서 반응을 보아야 한다.

9) 足陽明脈(陷谷 → 合谷)을 보는 법

右下腹部의 虫垂炎의 壓診點과 일치한다. 足陽明脈의 경우는, 반드시 壓痛과 硬結이 나타난다. (사진 14)

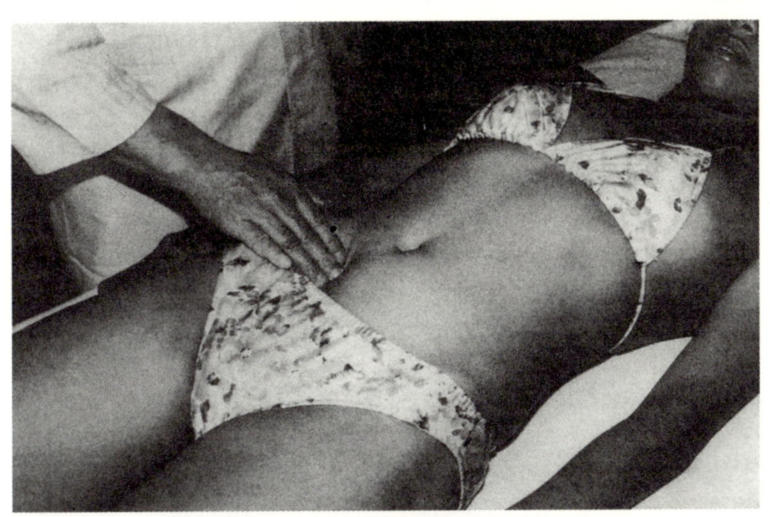

사진 14. 足陽明脈을 보는 법

10) 足厥陰脈(太衝 → 通里)을 보는 법

　左悸肋部에서 左天樞穴에 걸쳐서 面을 이루어, 三角形의 板이라도 들어간 것 같이 觸知된다. 이것은 手掌과 中指로 經穴과 面의 양쪽을 보는 것같이 한다. (사진 15)

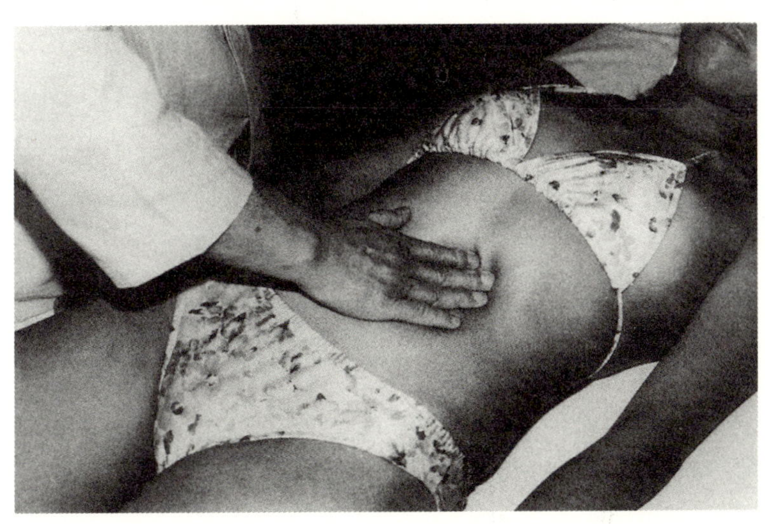

사진 15. 足厥陰脈을 보는 법

11) 手少陰脈(通里 → 太衝)을 보는 법

右悸肋部에서 右天樞穴에 걸쳐서 반응이 있으나, 足厥陰脈의 반응과 같이 넓은 面이 아니고, 右悸肋部의 不容, 腹哀穴 부근에서 棒狀으로 天樞穴에 있다. 왼쪽의 반응과 비교하면 오른쪽은 硬結이 깊게 느껴진다. (사진 16)

筆者는 病證과 腹部를 보고 대부분 奇經證을 결정하지만, 初心者는 약간 어려울 것이다. 복잡한 病證診斷이라고 생각되면, 조금만 訓練을 하면 이처럼 간단한 방법은 없다고 自負하는 바이다.

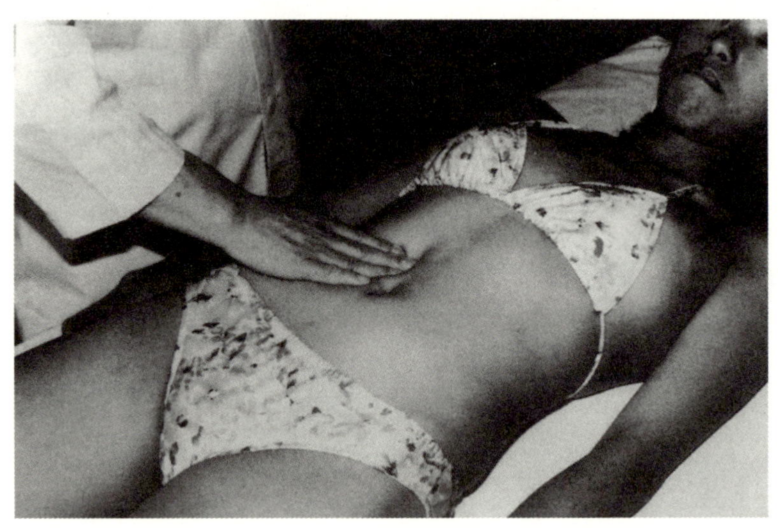

사진 16. 手少陰脈을 보는 법

제**7**장　테스터와 施術方法

　　診察·診斷 항에서도 기술하였지만, 奇經治療에 들어가는 단계에서, 미리 證을 결정하여 놓고, 八總穴의 한 그룹에 테스터를 붙이고, 그 適否를 살펴보는 것이지만, 여기에서는 이 테스터에 대하여 약간의 설명을 하려 한다.

제1절　테스터 使用法

1. 테스터의 종류

　　이미 20년 남짓 전에도, 奇經 테스터가 商品化되어 판매되고 있었다는 것을, 業界의 여러 선배들 가운데는, 이미 잘 알고 있는 이도 있으리라고 생각한다.

　　당시 필자는 학생으로서, 鍼灸術이 인체에 미묘하게 작용하는 것 등은, 아무래도 이해할 수 없었다.

　　또 奇經治療를 받고도 자신의 신체에 효과가 있었는지 그 변화를 잘 알지 못하였다. 지금 생각해 보면, 아마도 이것은 術者의 기술이 좋지 않았기 때문이라고 생각된다.

　　이러한 상황 속에서도 테스터만은 사서 두고 있었다. 俗談에도 있듯이 "돼지목에 진주"였다. (사진 17)

　　이 테스터는 볼펜 같은 모양을 하고 있는 데다가, 끝이 金과 銀으로 도금되어 있으며 약간의 磁性을 띠고 있었다.

　　그러나 당시는 이치만 알고 있었다.

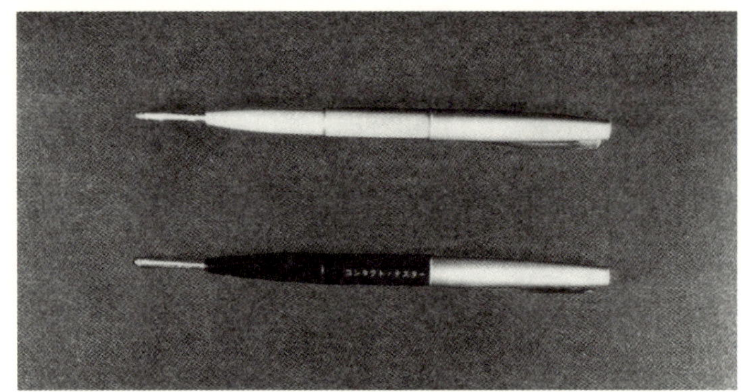

사진 17. 펜 모양 테스터

현재 筆者가 사용하고 있는 것은 '마그네킹'이라고 하는 六角形으로 된 자석이다. (사진 18)

이것은 經穴에 붙여서 사용할 수 있으므로, 혼자서 테스트 할 수가 있다.

또한 둘 이상의 奇經 그룹에서도 사용할 수 있다. 이 마그네킹을 사용하기 이전은 棒磁石을 사용하고 있었는데, 한쪽을 누군가가 잡아주지 않으면 테스트를 할 수가 없었다.

당시 恩師이신 故 야마모토(山本常夫) 선생은, 整體電位測定器를 사용하여 原穴 測定에 따른 奇經 패턴을 뽑아내는 방법을 쓰고 있었다.

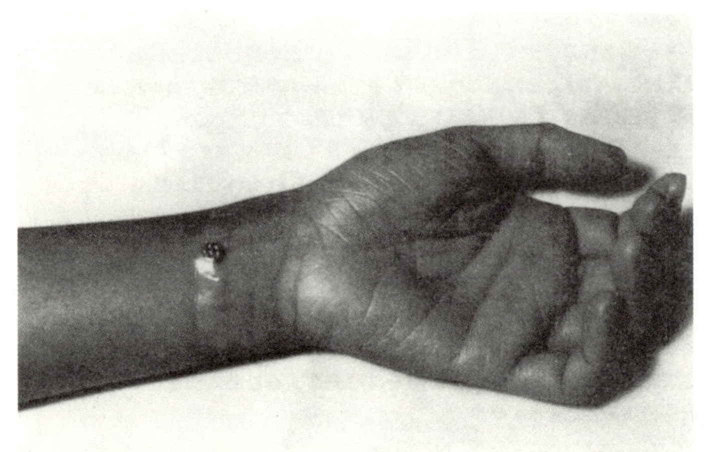

사진 18. 마그네킹 ①

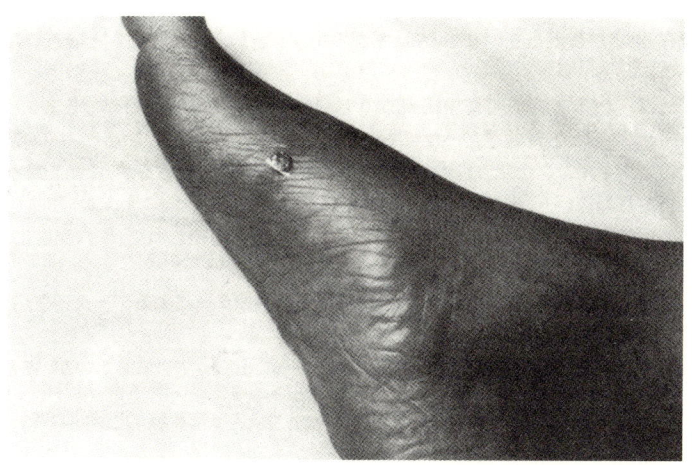

사진 18. 마그네킹 ②

또 같은 은사이신 와다(和田淸吉) 선생은 노이로미터에 따른 데이터를 사용하여 奇經 패턴을 뽑아내었다.

그 밖의 미터 류를 사용한 奇經 테스터가 나오고 있는데, 筆者가 사용하고 있는 마그네킹은 값이 싸고 조작도 간단하다.

2. 磁器 테스터 사용법

마그네킹이란 磁石은, 800가우스 정도의 磁性이 있는데, 초기에는 棒磁石이어서 3,000가우스의 것을 사용하거나, 1,500가우스의 것 등 여러 가지를 시도하여 보았으나 가장 이용범위가 넓은 것은 이 800가우스짜리였다. 육각형으로 두께 2밀리미터 정도 되는 자석의 한쪽에 凸이 여섯 개 나와 있고, 이 凸쪽이 플러스, 반대쪽이 마이너스이다.

미리 奇經의 證이 결정되면, 그 主穴에 플러스, 從穴에 마이너스를 붙이고 奇經腹診, 脈診, 主訴部나 頸肩部의 筋緊張 등의 개선이 되었는지 어떤지를 관찰하고, 전혀 변화하지 않든가, 거꾸로 상태가 나빠졌을 때는 奇經證이 틀린 것이다.

그러면 다시 證을 변경하여 主穴, 從穴에 테스터를 붙이고 관찰한다. 개선이 보이면 脈이나 腹部를 살피는 것이다.

腹診 항에서도 기술한 바와 같이, 가장 좋은 脈狀, 腹診 반응의 消失, 主訴의

경감, 頸肩部 筋緊張의 개선이 있을 때, 奇經證은 정확히 소실되었다고 판단하는
것이다.

그래서 테스터 일부에 정확히 표시를 하고 시술하게 되는 것이다.

치료의 실제는 뒤에 서술한다.

3. 磁石·異種金屬이 生體에 미치는 영향

奇經治療에 磁石이나 異種金屬을 사용하고 있으나, 왜 이러한 것이 生體에
영향을 미치는가에 대해서는 이미 잘 알려져 있다고 믿는다. 그러나 처음 기경치
료를 시도하는 분을 위하여 간단히 설명하고자 한다.

人間의 身體에는 電流가 흐르고 있다는 것을 알고 있으리라 생각한다. 이것
을 生體電流라고 하는데, 이 전류가 흐르고 있는 곳에는 반드시 磁場이 있다.(磁
場이란 '力의 場')

바꾸어 말하면 人體는 磁石에서 나왔다고도 할 수 있다.

다음에, 치료에 異種金屬을 사용하고 있으나, 이 槪要는 마나카(間中喜雄) 박
사의 《의사를 위한 침술입문강좌》(醫家の爲の鍼術入門講座)에 씌어 있으므로
읽어 보기를 권하지만 약간 보충하고자 한다.

身體에 병이 들면, 피부의 이온 분포상태가 변한다는 것도 잘 알려져 있다.
가령 陰이온이 부족하고 陽이온이 지나치게 많아지면 炎症, 疼痛, 緊張 등의 증상
이 나타난다.

거꾸로 陽이온이 부족하고 陰이온이 지나치게 많아지면, 저리거나 나른한 症
狀이 나타난다.

이와 같이 이온의 분포상태가 偏在하는 것을, 銅과 亞鉛, 또는 銅과 鐵, 金과
銀 등의 組合에 의해 수정하는 것이다.

이것은 특정한 穴, 곧 八總穴에 작용이 있기 때문이다.

이 금속 이온의 序列은 표 5에 나타난다.

표 5. 중금속 표준 단극 전위표(25℃ 기준)

기 호	명 칭	표준 단극 전위
K	칼 륨	−2.925 V
Na	나 트 륨	−2.714 V
Mg	마그네슘	−2.363 V
Al	알루미늄	−1.662 V
Zn	아 연	−0.7628V
Cr	크 롬	−0.744 V
Fe	철	−0.4402V
Co	코 발 트	−0.277 V
Ni	니 켈	−0.250 V
Sm	주 석	−0.140 V
Pb	납	−0.126 V
H	수 소	±0.000 V
Cu	구 리	+0.337 V
Ag	은	+0.7991V
Hg	수 은	+0.920 V
Pt	백 금	약 +1.2 V
Au	금	+1.498 V

위의 +, −는 電流의 방향에서 極性을 결정하는 유럽식인데, 일본에서는 대부분이 이런 식이다. 미국식은 電子의 흐름으로 방향을 결정하는 습관이 있어서 +, −가 거꾸로 된다.

제2절 施術方法

1. MP鍼에 의한 시술

《鍼灸聚英》이 저술될 무렵에는, 먼저 主穴에 鍼을 하나 刺鍼하고, 상황을 물어보아서 效果가 없으면 從穴에 침을 놓고, 또 交會穴 부근을 쓰다듬으며 그 효과를 기다렸다고 한다.

筆者가 학생시절에는 主穴에 金鍼, 從穴에 銀鍼, 또는 스테인레스鍼을 置鍼하고 있었다.

故 야마모토(山本常夫) 선생은 奇經治療 전용의 짧은 鍼과 鍼管을 사용하고 있었으나, 八總穴의 부위가 手足末端의 비교적 민감한 곳이기 때문에, 이 鍼은 아무래도 많이 아팠다.

보통은 1寸~1寸 3分 가량의 鍼을 사용하는데, 역시 末端部의 置鍼은 鍼이 흔들거려서 통증이 있었고, 환자가 조금만 움직여도 쉽게 빠져 나와서 불편하였다.

그런 점에서 MP鍼(사진 19)은 皮內鍼처럼 짧고, 미리 龍頭 부분에 반창고를 붙여 두고, 피부에 덧붙여 刺鍼하고 붙이면 되므로, 환자가 움직여도 빠지지 않고, 고통도 없으므로 편리하다. (사진 20)

刺鍼深度는 1~2밀리미터 정도 正經에 거꾸로 刺鍼하는 것이 좀더 효과적이다. MP鍼의 M은 마이너스라는 의미이고, 재질은 亞鉛이며, P는 플러스라는 의미로 재질은 銅이다. 이것은 금속 이온의 서열 차이가 큰 것이 가장 효과가 있다.

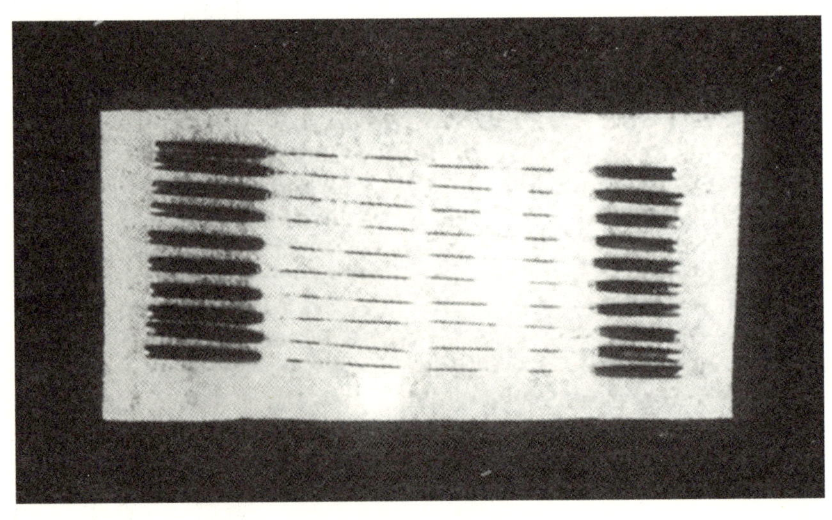

사진 19. MP침

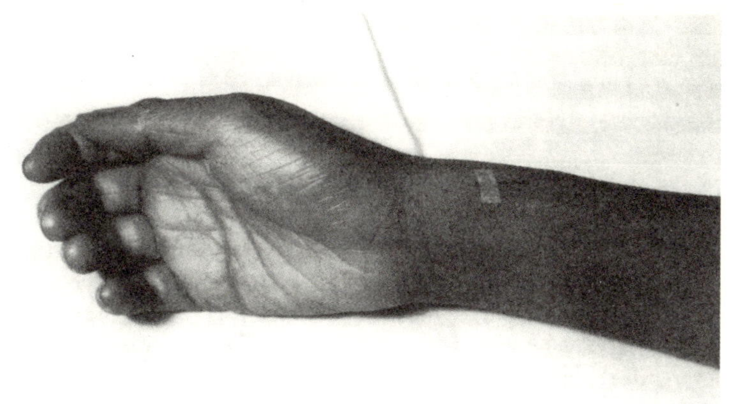

사진 20 ①. 피부에 MP鍼을 고정한 곳

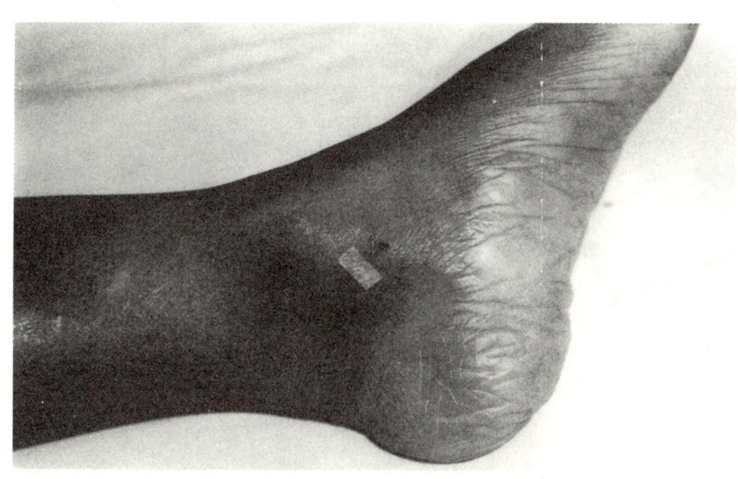

사진 20 ②. 피부에 MP鍼을 고정한 곳

2. 金粒 · 銀粒 사용방법

直徑 0.5밀리미터 정도의 金粒 · 銀粒을 붙이는 것만으로 과연 효과가 있을까? (사진 21)

이것은 그 사용방법에 따라 대단한 효과가 있다.

奇經證도 결정되고 經穴도 정확히 검출된 환자로서, 특히 민감한 사람 또는 어린이에게 有效하다. 또 가정에서는, 그 치료법으로서나 養生法으로서, 아주 귀

한 보배가 되고 있다.

다만 다음에 대하여는 주의하여야 한다.

① 長時間 붙이고 있으면 誤治反應에 흡사한 症狀을 호소하는 일이 있다. 가령 숨쉬기 힘들고, 기분이 나빠지며, 권태감, 動悸, 主訴部의 악화 등 不定愁訴가 발생하는 일이 있다.

② 金粒·銀粒을 붙이는 시간은, 보통 사람들은 3시간, 민감한 사람은 1~2시간 정도면 된다.

③ 八總穴의 取穴은, 정확하지 않으면 효과가 없다. 여러 날 경과하면 經穴이 움직여서 효과가 없으므로 來院시켜서 經穴을 바로잡아야 한다.

④ 金粒과 銀粒을 거꾸로 붙이지 않도록 환자에게 설명을 잘 하여야 한다. ①의 상태가 일어나는 수 있으므로 주의가 필요하다.

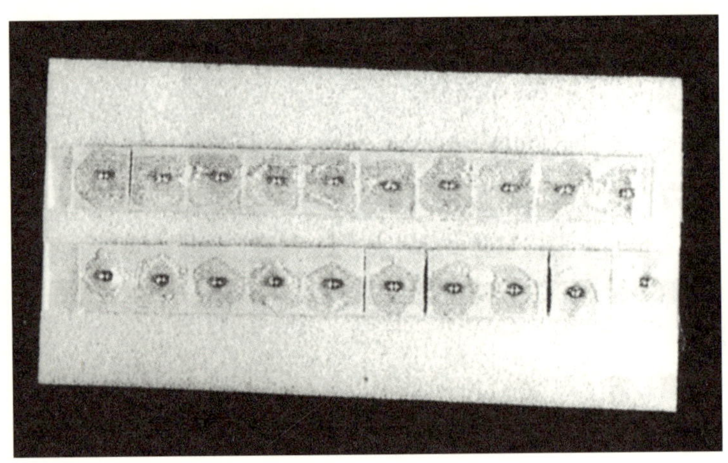

사진 21. 金粒·銀粒

3. 奇經灸의 施灸方法

奇經의 치료법은 전술한 1, 2의 방법, 그리고 그 밖에 다이오드를 사용한 이온 팜핑, 펄스 治療器(低周器)에 의한 通電法 등이 있으나, 筆者의 경험으로는 奇經灸가 가장 효과가 있다고 생각한다. 무엇보다도 치료시간의 지속시간이 가장 좋다고 본다.

문제는, 뜨겁고, 뜸 자국[灸痕]이 생기는 수가 있지만, 반드시 효과가 있다고 하면, 환자도 뜸을 놓아 달라고 요구한다.

또 가정에서 치료가 가능하다는 것은 편리하다. 때로는 뜸 자국이 생긴 환자들은, 전화로 증상에 맞추어서 어떻게 뜸을 놓아야 하는지에 대한 지시가 가능하므로 應急法, 救急法에 대응이 된다.

다음에 그 순서와 유의점에 대해 설명한다.

① 정확히 체크된 點에 뜸을 놓는데, 艾柱(뜸쑥)는 가능한 한 작은 것이 좋다. 가령 참깨 낱알 크기, 배추씨[菜種粒] 크기 등의 小灸가 灸痕이나 뜨거운 점에서도 적당하다.

② 施灸의 壯數는 主穴에 5壯, 從穴에 3壯, 또는 主穴에 3壯, 從穴에 2壯으로 하고, 가령 5~3壯을 3회에서 5회 되풀이하여 뜸을 놓는 것이다. 통증이 있는 질환에서는 증상이 줄어들 때까지 몇 회 되풀이하여 뜸을 놓는 일도 있다.

③ 환자에게 가정에서 뜸을 놓게 할 때는, 1주일에 한 번은 來院하게 해서 奇經 패턴, 經穴의 이동을 체크하지 않으면 안 된다.

④ 어린이나 女性 가운데 뜸을 놓기가 곤란한 이에게는 灸點紙를 사용하면 좋다. 뜨거움이 줄어들 뿐 아니라 뜸 자국도 남지 않는다.

奇經의 치료에는 이상과 같은 방법이 있는데, 어떤 방법을 사용하는가는 환자한테 맞추어서 선택하면 된다.

아무리 간단하다 하더라도, 얼마나 치료효과를 얻을 수 있는가 하는 것이 최종 選擇基準이 되는 것은 당연한 일이다.

제 **8** 장   治療의 實際

奇經病證이나 流注, 診察·診斷 등을 각 장마다 기술하였으나, 臨床에 걸맞는 順序와 實際를 상세히 설명해 보겠다. 奇經治療를 처음 시도하는 初心者도 곧 실천할 수 있으리라고 생각된다.

제1절 MP鍼置鍼과 上下左右

1. 上下左右

실제의 순서를 기술하기 전에 한 가지 규칙을 정하여야 한다.

奇經의 證에서는, 진찰·진단에서도 기술한 바와 같이, 上下의 관계는 정한 것으로 된다. 즉 上의 證은 督脈, 陽維脈, 手陽明脈(合谷 → 陷谷), 任脈, 陰維脈, 手少陰脈이다. 또 下의 證은 陽蹻脈, 帶脈, 足陽明脈(陷谷 → 合谷), 陰蹻脈, 衝脈, 足厥陰脈이 되는 것이다.

그러면 八總穴은 左右 2穴式이 있으나, 이 좌우는 어떻게 결정하느냐는 것이다. 대다수의 치료가는 좌우의 穴을 눌러 아픈 쪽을 그 治療穴로 하고 있는 것이 현상이다.

그러나 穴을 누르는 방법은 術者의 左右 누르기의 차가 강하게 나오거나, 또는 환자에게 그 壓痛의 정도를 물었을 때, 민감한 환자와 둔감한 환자의 대답이 다르다.

가령 陽維脈의 左右外關을 눌러 어느 쪽이 아프냐고 물었을 때 A 환자는 다 아프다고 하고, B 환자는 어느 쪽도 아프지 않다고 말하는 등, 術者는 대단히 어려움을 겪는다. 물론 숙련되면 經穴에 가볍게 대는 것으로(觸知하는 것으로) 그 壓痛 부위를 알 수 있으나, 初心者에게는 무리다.

그래서 일정한 규칙이 생각났다. 그것은 列缺·合谷·外關은 右手, 後谿·內關·通里는 左手, 公孫·陷谷은 右足, 照海·太衝·臨泣·申脈은 左足에서 取穴하는 방법이다. 이것은 六部定位脈診의 脈位(표 6)에 따라 정한 것이다.

이것은 어디까지나 어떤 道標에 지나지 않으며, 臨床追試의 결과 筆者는 일부 다음과 같이 하여 臨床成績을 올리고 있다.

- 陷谷은 대부분 左足에 반응이 나온다.
- 公孫도 4할 정도가 왼쪽에 나온다.
- 申脈은 中樞性 疾患일 때, 또 그 외의 경우도 오른쪽에 나오기 쉽다.

이것은 임상에서 확률이 높아 편리하다. 역시 이것으로 증상이 개선되지 않을 경우, 病側에 取穴을 하는 것이다.

예컨대 右肩關節痛을 호소하는 환자에게서 陽維脈의 證이 나왔다고 한다면, 이 경우 오른쪽의 外關에 플러스 테스터를, 왼쪽 臨泣에 마이너스 테스터를 붙이게 된다.

그러나 어깨의 통증이 없어지지 않고, 물론 脈, 腹診도 개선되지 않을 때 從穴의 왼쪽 臨泣穴의 마이너스 테스터를 오른쪽 臨泣에 붙여 본다. 그러면 어깨의 통증은 경감 또는 소실된다. 이와 같이 좌우를 결정하면 혼란이 적어질 수 있다.

처음부터 健康한 쪽을 다루는 치료사도 있지만, 확률과 治療率은 그다지 좋지 않다고 筆者는 생각한다.

표 6. 六部定位脈診의 脈位

左　手			右　手	
浮	沈		沈	浮
小腸	心	寸口	肺	大腸
膽	肝	關上	脾	胃
膀胱	腎	尺中	命門	三焦

2. MP鍼의 置鍼 방법

이전에는 主穴에 金鍼, 從穴에 銀鍼 또는 스테인레스鍼을 鍼管으로 刺鍼하였다. 이것은 直刺로 刺鍼하였던 것이다.

그러나 MP鍼이 나타나고부터는, 皮內鍼을 刺鍼하는 요령으로 피부에 덧붙이는 것같이 刺鍼한다. 이것은 통증도 적고 刺鍼 후 體位도 움직일 수 있다.

그 순서는 다음과 같다.

① 미리 P鍼, M鍼의 鍼柄과 鍼體의 중간에 접착테이프를 붙인다.
　(사진 21-1)
② 術者의 오른손 拇指와 示指로 P鍼의 접착테이프 중간을 잡는다.
　(사진 21-2)
③ 經穴 標識를 해 놓은 곳에 鍼 끝을 갖다 대고, 왼손의 示指로 환자의 피부를 刺鍼하려고 하는 방향으로 당긴다. (사진 21-3)
④ 잡아당긴 왼쪽 示指를 떼어 놓으면, 피부는 원위치로 돌아가서 鍼 끝이 1~2밀리미터 刺鍼되고 통증도 적다. (사진 21-4)
⑤ 접착테이프를 피부에 눌러서 붙이고 고정한다.

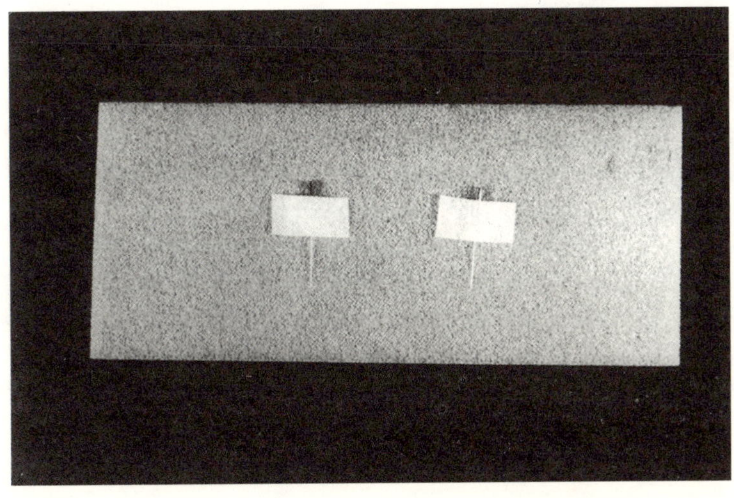

사진 21-1. MP鍼에 접착테이프를 붙인다

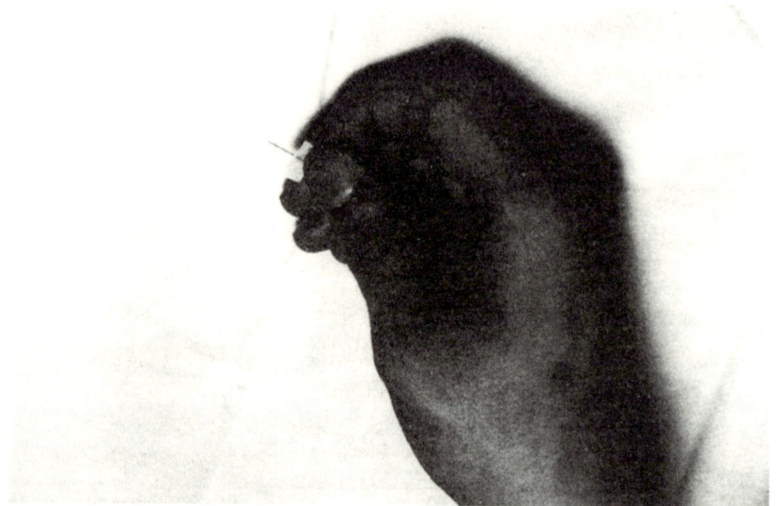

사진 21-2. P鍼을 잡는다

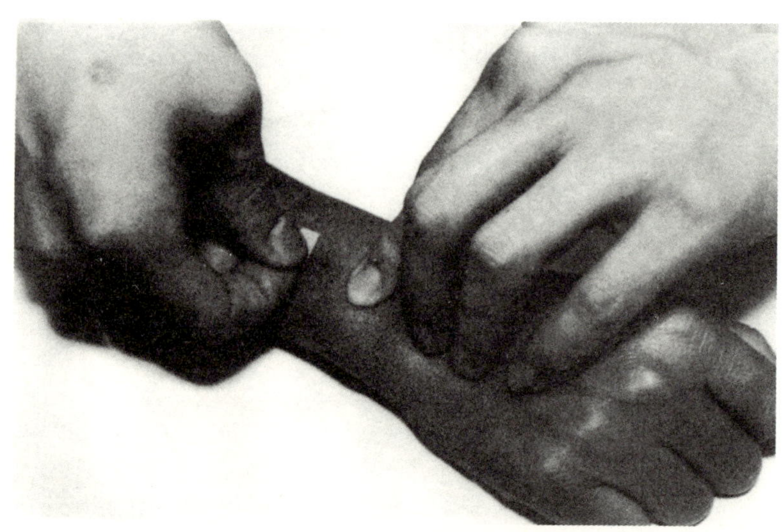

사진 21-3. P鍼이 皮內에 刺鍼된다

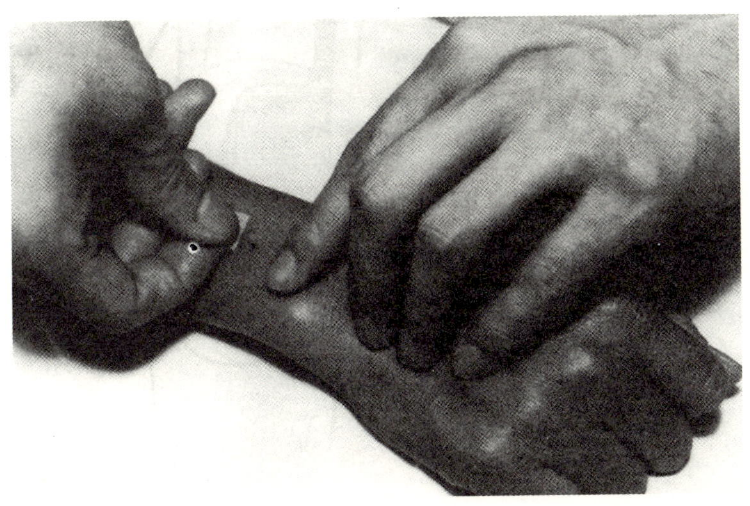

사진 21-4. M鍼을 피부면으로

역시 MP鍼의 鍼 끝 방향에 대하여 곧잘 질문을 받는데, 正經의 流注에 거꾸로 刺鍼하면 더 효과가 있다.

제2절 診察과 治療를 진행하는 方法

1. 問診이나 觸診에 따라 主訴와 愁訴를 확인한다. 여기서는 腰痛을 예로 든
   다. 환자는 몸을 前屈하든가 後屈하여도 아프다고 한다.
   腹臥位에서 觸診하면서 腎兪에서 아래쪽 右臀部를 누르자 아프다고 한다.
   (그림 44-1)

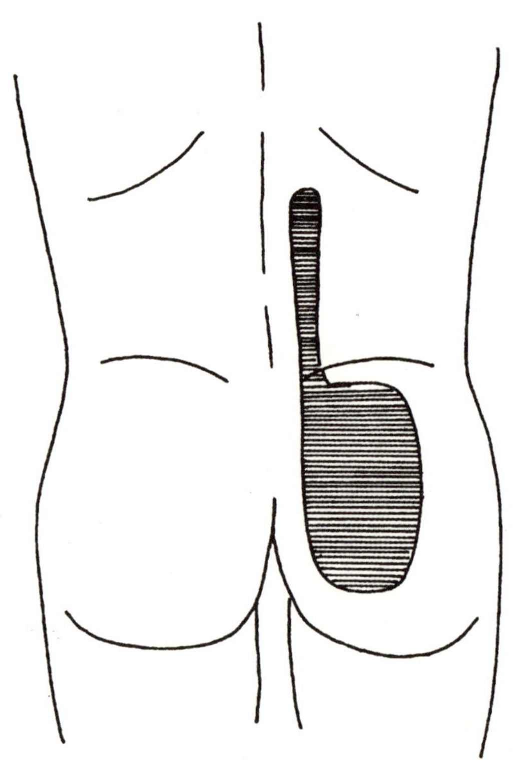

그림 44-1. 腎兪에서 下臀部까지의 痛症

2. 仰臥位에서 奇經腹診을 하면 兩天樞와 兩悸肋部에 壓通이 현저하다.
  (그림 44-2)

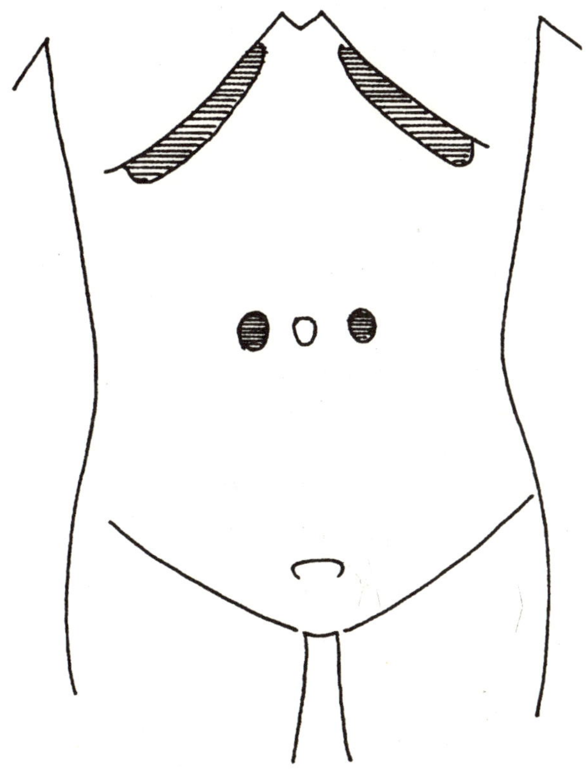

그림 44-2. 陰蹻脈十陽維脈의 奇經腹診

128

3. 脈은 浮하고 약간 빠르며 虛脈이다. 이 脈이 테스터를 댐으로써 가라앉으며 빠른 맥이 없어지면 좋은 것이다.

4. 奇經治療에서는 腰痛일 때 前屈時 아픈 것은 肝에 이상이, 後屈時 아픈 것은 腎에 이상이 있다고 본다. 이것들과 통증의 부위는 奇經腹診에서 陰蹻脈＋陽維脈의 證이라고 거의 결정한다.

5. 환자의 左照海에 플러스 테스터를, 右列缺에 마이너스 테스터를 붙여서 天樞의 壓痛을 살펴보면, 대체로 경감되었으나 아직 남아 있으므로, 照海의 테스터를 微調整하여 天樞의 壓痛을 없앤다.

   다음에 右外關에 플러스 테스터를, 左臨泣에 마이너스 테스터를 붙였더니, 兩悸肋部의 반응이 약간 남아 있다. 外關의 경혈을 다시 보았지만 적당한 위치에 붙어 있었다. 그래서 右臨泣에 마이너스 테스터를 다시 붙여 고치고, 悸肋部의 壓痛을 살펴보니까 없어졌다. 환자의 腰部에 손을 넣어 살펴보아도 반응이 없어지고 있다.

6. 침대에서 내려와 선 자세로 前屈・後屈位를 시켜 보아도 腰痛은 없어졌다.

7. 脈狀도 개선되었음을 확인한 뒤, 앞서의 각 테스터 중심에 사인펜으로 표시해 두고, 테스터를 떼고 MP鍼으로 刺入 고정하고, 置鍼을 7분 동안 행하였다.

8. MP鍼을 置鍼한 채로 伏臥位를 취하게 하고, 腰部에 아직 壓痛 硬結이 남아 있으면 그 부위에 補鍼 또는 瀉法을 한다.(瀉鍼)

9. 7분 동안의 置鍼으로 MP鍼을 떼면 치료는 끝난 것인데, 통증이 재발할 가능성이 있다든가 慢性腰痛의 경우 등, 어느 정도 치료가 필요할 때 가정에서 할 수 있는 金粒・銀粒을 붙이는 방법, 또는 뜸의 자리를 유성 사인펜으로 표시를 하고, 환자에게 그 방법을 설명하고 종료한다.

또한 本治法은 奇經治療 전에 행하는 것이 좋은데, 本治療가 좋아지면 奇經反應은 소실되므로, 가정에서 施灸 또는 金粒・銀粒 붙이기가 필요한 환자는 비로소 테스터로 확인하고 체크한 후 本治法을 시행하게 된다.

제4장에서 奇經病證에 대하여 상세히 記述하였으나, 실제로 臨床에서는 患者가 나타내는 病證에 대하여 어느 奇經을 사용하는 것이 좋을는지 판단하는 데 혼란이 생긴다.

그래서 身體 각 부의 病證에 적응된 奇經을 筆者의 臨床經驗의 症例를 들어서 설명하기로 한다.

제1절　頭顔面部의 疾患과 症例

1. 頭部의 질환

1) 頭 痛

頭部에는 督脈, 陽蹻脈, 陽維脈, 足陽明脈이 돌고, 머리 속을 足厥陰脈이 관통하고 있다. 이것을 前頭部, 頭頂部, 側頭部, 後頭部로 나누어서 고찰한다.

① 前頭部痛 (그림 45)

陽維脈 또는 足陽明脈을 생각한다. 女性에게는 때로 陰蹻脈을 더하는 일도 있다.

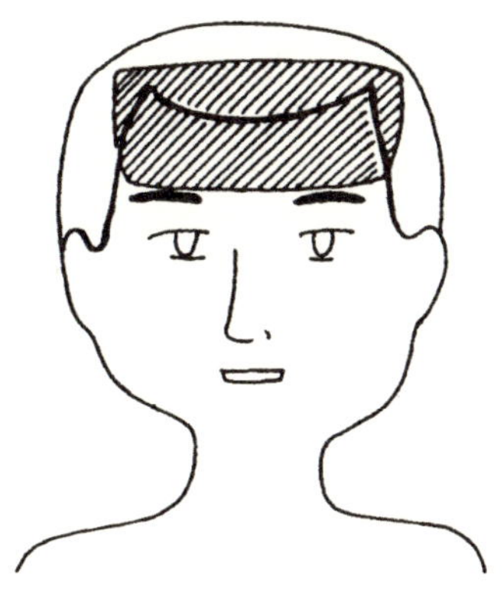

그림 45. 前頭部痛

130

[症例] 女性 1925年生 家政婦

投藥의 부작용으로 下腿가 나른하다는 호소로 治療하고 있었으나, 때로는 前頭痛도 호소하고 있었다. 이때 足陽明脈을 치료하여 症狀은 사라졌다. 현재 健康法으로서 주 1회 來院하고 있다. 肺虛證.

② 側頭痛

陽維脈, 帶脈, 陽蹻脈을 많이 선택한다. 女性의 경우, 月經痛과 관계가 깊고, 그 경우 陰蹻脈을 기본으로 陽維脈 또는 帶脈을 취한다.

③ 頭頂痛 (그림 46)

督脈, 足厥陰脈.

肝經에 異常이 일어나서 頭痛을 일으키는 경우가 많다.

[症例] 女性 1934年生 주부
主訴 - 頭頂痛(頭部에 삿갓을 쓴 것 같은 느낌). 20년 전 出産 後 發症, 계속 藥을 복용하면서 현재에 이르고 있다.

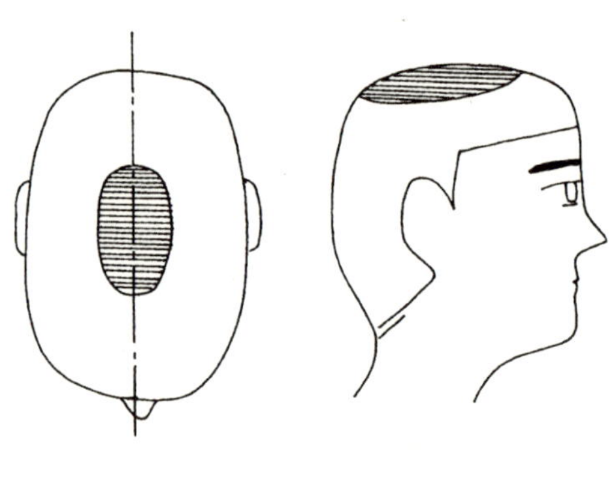

그림 46. 頭頂痛

俗語로 産後風이다. 足厥陰脈의 變法인 太衝 → 內關(奇經腹診에 따라 診斷한다)을 취하고 來院하지 않은 날에는 집에서 施灸를 한다. 證은 肝虛證으로 치료를 하여 治癒, 현재는 한 달에 한 번 健康法으로서 來院한다.

④ 後頭痛

督脈, 陽蹻脈, 足厥陰脈 등을 생각할 수 있는데, 血壓과 관계가 깊다.

2) 高血壓・動脈硬化

督脈, 또는 陽蹻脈에 陰蹻脈을 더하는 일이 많다.

[症例 1] 女性 1938年生 生保外務員

主訴 – 頭痛, 左肩痛, 血壓 170/110mHg.

奇經은 督脈과 陰維脈(左內關 1穴뿐).

奇經治療 후 148/92mHg.

다음날 150/110mHg이던 것이, 奇經治療 후 135/80mHg.

本治法 腎虛證으로 135/80mHg으로 떨어졌다.

[症例 2] 男性 1960年生 술집 경영

主訴 – 後頸部痛, 血壓 130/95mHg.

奇經 督脈과 內關 → 太衝을 고르다. 130/85mHg가 되었다.

本治法 肝虛證으로 120/65mHg.

다음날 來院 때 血壓 정상, 主訴도 사라졌다.

3) 低血壓

陰蹻脈과 衝脈이 기본. 消化吸收를 활발하게 하고 體力을 補强토록 한다.

2. 顔面部의 질환과 증례

顔面部에는 手陽明脈, 足陽明脈, 陽維脈, 陽蹻脈이 돈다. 그러나 督脈을 더하는 일도 있다.

1) 顔面麻痺

陽維脈, 手足의 陽明脈, 이에 督脈이 들어가는가 어떤가를 생각한다.

이것은 顔面神經이 腦神經이기 때문이다.

本症은 筆者가 가장 자랑하는 治療疾患의 하나이다. 많은 症例가 있는데 인상에 남는 것을 소개한다.

[症例] 女性 1969年生 대학생

오른쪽 顔面麻痺로 來院. 이 환자는 13년 전인 5세 때 왼쪽 안면마비로 치료한 일이 있다. 크게 좋아져서 아무래도 감회가 깊은 치료였다.

집에서 陽維脈을 施灸시켰고, 肺虛證의 本治法, 痲痺部는 鍉鍼으로 補鍼. 22회로 治癒.

2) 三叉神經痛

第1枝, 第2枝, 第3枝가 있는데, 기본으로 陽維脈. 足陽明脈, 手陽明脈, 足厥陰脈, 여기에 腦神經이라는 데서 督脈 또는 陽蹻脈을 생각한다.

[症例] 女性 1925年生 縫製業

主訴 − 右顔面痛, 過勞 때문에 右顔面의 관자놀이와 뺨이 아프다고 한다. 陽維脈을 집에서 施灸시키면서 肺虛證으로 本治法을 하고, 5회로 治癒.

3) 顔面痙攣

陽維脈, 足厥陰脈을 기본으로 하여 督脈 또는 陽蹻脈을 고려한다.

4) 眼瞼下垂

陽維脈, 衝脈, 督脈(中樞性의 것).

[症例] 女性 1949年生 1989년 11월 5일

初診 1990년 6월 무렵 右眼瞼下垂.

某大學病院 神經內科에서 筋無力症 診斷을 받았다.

督脈을 기본으로 집에서 施灸를 하게 했다.

肺虛肝虛證으로 치료하여 1993년 3월에 治癒.

5) 眼 病

視力에 관계되는 것은, 生命力의 강화가 필요하다. 體力의 低下와 더불어 視力障碍가 일어나고 있다.

① 近 視

기본은 陽維脈에 陰蹻脈을 플러스하는 일이 있다.

[症例] 男性 중학교 2年生

主訴 - 假性近視

左右가 0.4, 陽維脈을 施術하였더니 0.2를 그 자리에서 回復하였다.

肝虛證의 本治法을 併用하고 계속 치료를 하여 0.9~1.0으로 回復하였다.

② 白內障

老化를 방지하는 것이 중요하다. 陽維脈, 陰蹻脈에 衝脈을 더하는 일이 있다.

③ 綠內障

醫療에서는 효과를 얻지 못하고, 眼壓이 높아져서 鍼灸院을 찾아오는 일이 있다. 本治法에 따른 생명력의 강화가 필요하다.

足厥陰脈(太衝 → 通里), 陽維脈에 陰蹻脈을 더한다. 또는 帶脈과 足陽明脈의 경우도 있다.

④ 視力低下, 老眼

陽維脈에 陰蹻脈을 더한다. 衝脈인 때도 있다.

6) 鼻 病

코[鼻]는 肺의 主가 되고, 正經에서는 肺氣에 이상이 있는 것으로 본다. 이것에 大腸經, 胃經, 膀胱經, 督脈을 고려한다.

奇經에서는 任脈, 手陽明脈, 足陽明脈, 足厥陰脈, 陰蹻脈 등을 생각하면 된다.

① 알레르기성 鼻炎

任脈, 足厥陰脈, 陰蹻脈.

② 蓄膿症

任脈, 또는 陰蹻脈을 사용한다.

體質改善이 필요하고, 어느 정도 長期治療를 하는 것이 중요하다.

[症例] 男性 1934年生

主訴는 慢性腰痛으로 來院하였다. 主訴 이외에 蓄膿症이 있다고 했다.

肝虛證으로 本治法을 하고, 집에서 陰蹻脈의 奇經炎을 권한 결과, 현재 蓄膿과 腰痛도 좋아지고 健康法으로 주 1회 來院하고 있다.

7) 口 및 口脣의 病

입술[口脣]과 입안[口內]은 脾土의 主가 되는데, 많은 경우 胃熱 때문에 口脣 주위에 반응이 나타난다.

奇經에서는 衝脈, 陰蹻脈, 手陽明脈, 足陽明脈을 사용한다.

8) 齒 病

齒와 齒齦은 그 經絡支配가 다르다. 가령 上齒는 胃經, 下齒는 大腸經, 齒齦은 上齒齦에 大腸經, 下齒齦에 胃經이 돌고 있다.

奇經에서는 手陽明脈, 足陽明脈, 任脈, 督脈, 陰蹻脈, 陽維脈 등이 적용된다.

① 上齒痛

足陽明脈, 督脈.

② 下齒痛

手陽明脈, 任脈.

[症例] 女性 1934年生 꽃집 경영

主訴는 前下齒痛. 愁訴로는 어깨결림, 偏頭痛, 膝痛 등이 있다.

앞의 下齒는 植齒를 하고 있는데, 齒科醫師의 診察에는 이상이 없다고 한다. 그러나 때때로 통증이 있다.

任脈으로 통증이 사라질 때와, 手陽明脈으로 나을 때가 있다. 그 밖에 足厥陰脈을 더해서 무릎[膝]이나 어깨 통증을 없애고, 가정에서 金粒·銀粒 붙이기 또는 施灸를 하고 있다. 證은 때에 따라 肝虛證과 肺虛證을 쓰고 있다.

③ 上齒齦炎

手陽明脈, 때로 陰蹻脈을 더한다.

④ 下齒齦炎

足陽明脈, 때로 陰蹻脈을 더한다.

9) 咽喉病

正經流注에서 보면 大腸經과, 深部는 腎經이 돌고 있으나, 奇經에서는 衝脈, 陰蹻脈, 任脈, 手足의 陽明脈이 관여하고 있다.

① 咽喉痛

陰蹻脈, 衝脈이 중심인데, 때로는 手足의 陽明脈이 효과를 보일 때도 있다.

② 嗄聲(목 쉰 소리)

任脈, 陰蹻脈.

[症例] 男性 1949年生 승려

2년 전부터 목이 쉬어 일하기도 어렵다. 奇經은 任脈을 취하였더니 목 쉰 것이 가벼워졌다.

肝虛證의 證으로 치료를 하고, 집에서 列缺 → 照海의 施灸로 치유하였다.

10) 耳 病

耳는 腎이 主穴이 된다. 腎을 중심으로 생각하면 된다. 正經에서는 胃經, 三焦經, 膽經, 奇經에서는 陰蹻脈, 陽維脈, 帶脈이다.

① 中耳炎

陰蹻脈.

② 耳鳴·難聽

陰蹻脈, 陽維脈, 帶脈.

이 疾患은 간단히 治癒되는 것에서부터 難治의 疾患도 있으므로, 치료는 신중을 기해야 한다.

[症例 1] 女性 1941年生 주부

初診 1995년 5월 10일 右特發性難聽. 금년 1월 하순 잠자리에서 일어났을 때부터 오른쪽 귀가 들리지 않게 되었다. 어느 유명한 病院 耳鼻科에서 진찰하였으나 마땅한 治療法 없이 지내고 있었다.

奇經은 陽蹻脈을 중심으로, 후일 帶脈을 더했다. 腎虛證으로 치료하고 약 3개월 만에 治癒하였다.

[症例 2] 女性 1918年生 주부

耳鳴이 심하여서 들리지 않는다. 陰蹻脈과 陽維脈으로 약간 輕減하였다. 腎虛證으로 치료를 계속한 결과 耳鳴은 거의 좋아졌다.

현재, 허리[腰]와 무릎[膝] 치료를 하고 있다.

제2절 頸肩部의 疾患과 症例

治療師에게는 가장 因緣이 깊은 疾患의 하나로, 故 마나카(間中喜雄) 박사는 "鍼灸師의 一生은, 어깨결림에서 시작해서 어깨결림으로 끝난다"고 著書에 쓰고 있다.

또 어깨결림 치료의 비결에 대하여, 前 東洋鍼灸醫學會 副會長 故 고리(小里勝之) 선생은 "氣血을 돌게 할 것, 氣를 새지 않게 할 것"이라고 말하였다.

이 部位는 모든 經絡이 지나가고 있는 중요한 곳이다.

奇經的으로는 陽維脈, 陽蹻脈, 督脈이 主가 되는 것이나, 실제로는 어깨결림은 전술한 바와 같이, 모든 疾患의 반응으로서 나타나기 때문에, 이 셋의 奇經뿐만 아니라 陰經의 衝脈, 陰維脈, 任脈, 陽蹻脈, 足厥陰脈, 手少陰脈 등 대부분의 奇經이 그 治效에 영향을 주고 있어서 복잡하다.

1) 頸肩部의 질환 (그림 47-1, 47-2)

側頸部는 陽維脈, 帶脈, 陽蹻脈이, 後頸部는 督脈, 陽蹻脈, 任脈, 陰蹻脈, 衝脈이 관계하고 있다.

肩部도 陽維脈, 陰蹻脈을 중심으로, 그 內臟 질환과의 관계에서, 足厥陰脈이나 陰蹻脈, 陰維脈 등이 둘러싸는 일이 많다.

[症例] 男性 1948年生 철강업

양쪽 肩上部에서 三角筋部에 걸쳐서 결리는 느낌과 통증을 호소하고 있다. 陽維脈에 테스터를 대니까 症狀이 輕減하였다.

肝虛證으로 本治法을 하고, 金粒·銀粒을 집에서 붙였더니, 5회로 治癒되었다.

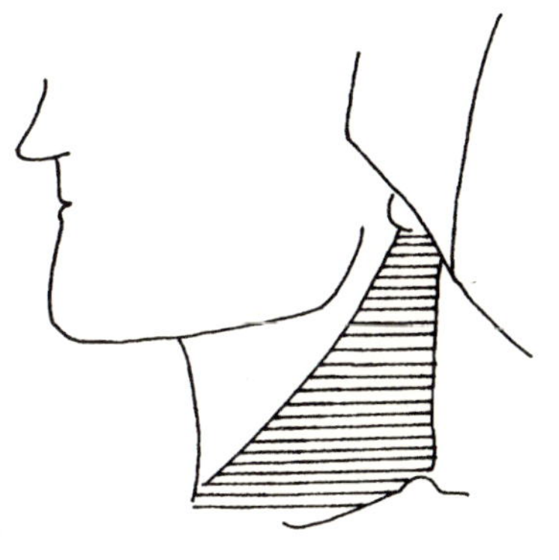

그림 47-1.

側頸部의 결림과 奇經

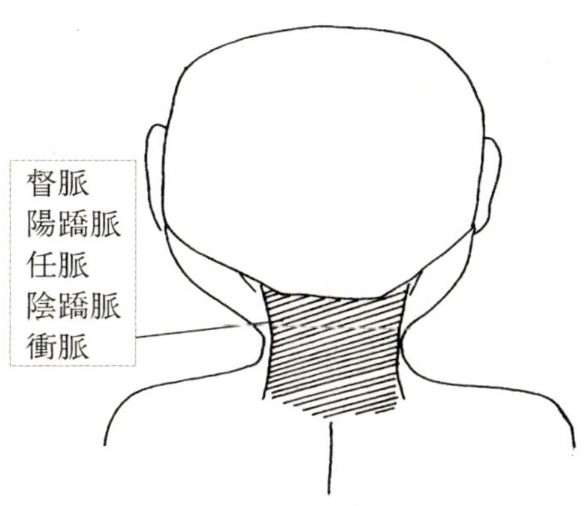

그림 47-2.

後頭部의 결림과 奇經

2) 肩胛間部의 결림과 痛症

이 부분은 여러 病의 前驅症狀으로 나타나는 곳으로, '病, 膏肓에 이른다(膏肓)'의 유래는 여기에서 나왔다는 것을 잘 알고 있으리라고 믿는다.

左肩胛間部는 胃·膵臟 질환이나 心臟 질환인 때 결림과 통증이 출현하고, 그 치료하여야 할 奇經은, 陰蹻脈을 처음으로 생각하고, 이것에 陽維脈을 더한다. 또는 足厥陰脈이 효과 있을 때가 많다. 心臟 질환에서는 陰維脈을 중심으로 생각한다. (그림 48)

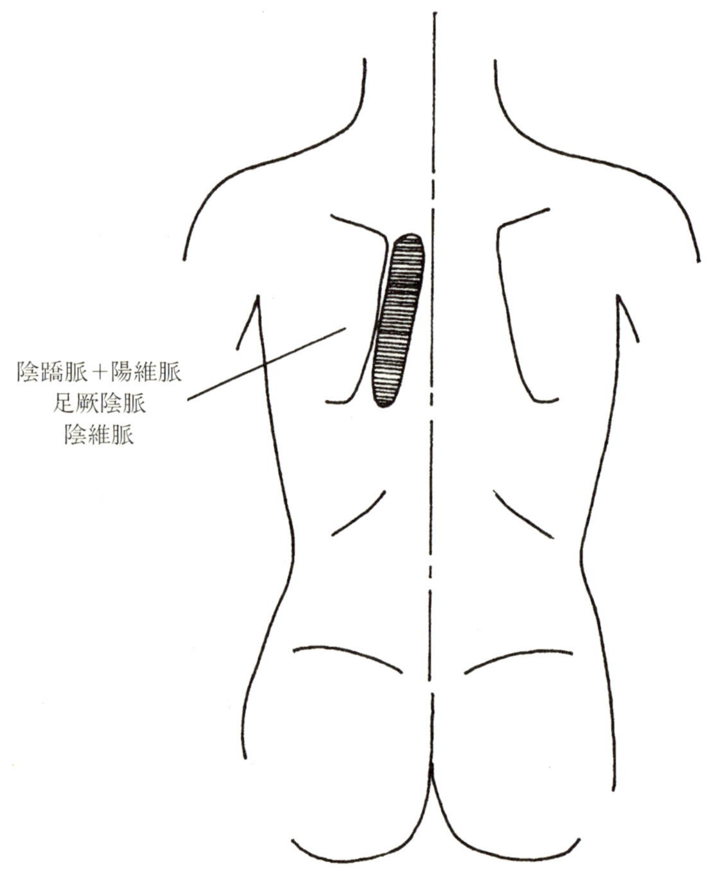

그림 48. 左肩胛間部의 결림과 奇經

　　右肩胛間部의 결림과 痛症은 肝·膽囊 질환과 婦人科 질환의 경우, 症狀으로 잘 나타나고, 그 治療奇經은 陽維脈에 陰蹻脈을 더하고, 手少陰脈 또는 足厥陰脈을 사용한다. (그림 49)

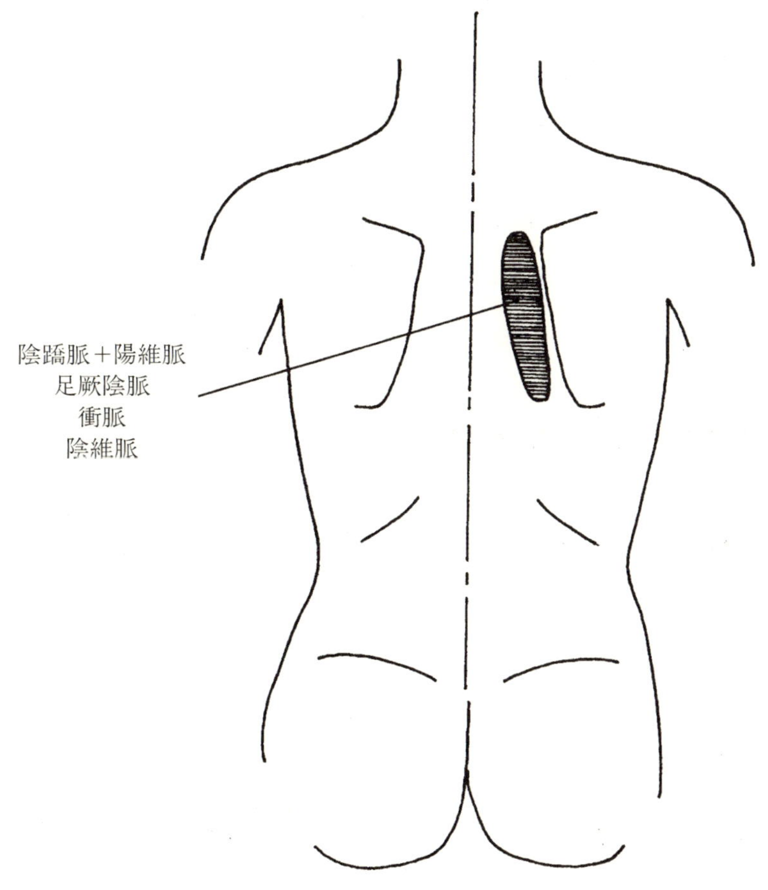

그림 49. 右肩胛間部의 결림과 奇經

[症例 1] 女性 1927年生 左肩胛間部痛

初診 때의 主訴는 兩膝內側痛이었으나, 問診 결과 動脈硬化, 高血壓, 心臟도 나쁘고 糖尿病도 倂發하고 있었고, 愁訴는 全身이 나쁘다는 것이 된다.

가벼운 心筋梗塞이 있는 것 같고, 左肩胛間部의 고통을 호소한다.

奇經도 복잡하여서 여러 가지로 변경하여 현재 內關 → 太衝(陰維脈의 變法), 督脈에 施灸, 腎虛證으로 치료하여 海外旅行도 할 수 있게 되었다.

[症例 2] 男性 1949年生 건설회사 근무

직업상 右肩胛間部에서 肩頸部 결림과 맞물리는 느낌이 강하다. 定期檢診 결과 肝 기능의 數値가 나쁘니 주의하라고 하였다.

奇經은 症狀의 변화에 따라 조금씩 변하는 것이나 기본적으로는 足厥陰脈이나 陽維脈, 때로는 手少陰脈의 경우도 있다. 가정에서 金粒・銀粒을 붙이도록 했다.

肝虛證의 證으로 최근 檢診에서 肝機能檢查는 양호하다고 나왔다. 주 1회 健康을 유지하기 위해 來院하고 있다.

제3절 背腰部의 疾患과 症例

1. 背部의 질환

左右의 膈兪穴에서 下三焦兪 부근까지 나타나는 症狀인데, 제2절 ② 肩胛間部 항에서 기술한 것과 거의 일치한다.

左背部는 胃・膵臟 질환일 때 출현하는 수가 많고, 陰蹻脈과 陽維脈, 足厥陰脈, 때로는 衝脈, 陰維脈을 취하는 수도 있다. (그림 50)

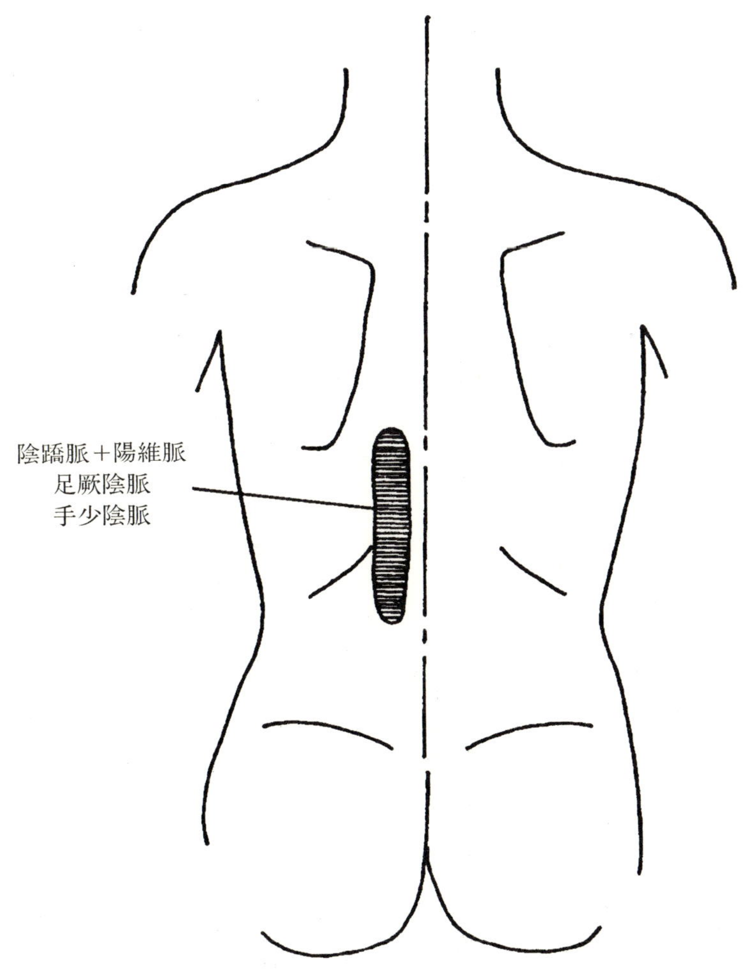

그림 50. 左背部痛의 奇經

右背部는 肝·膽囊 질환일 때 나타나는 수가 많고, 陰蹻脈과 陽維脈, 手少陰脈, 足厥陰脈을 취하는 수도 있다. (그림 51)

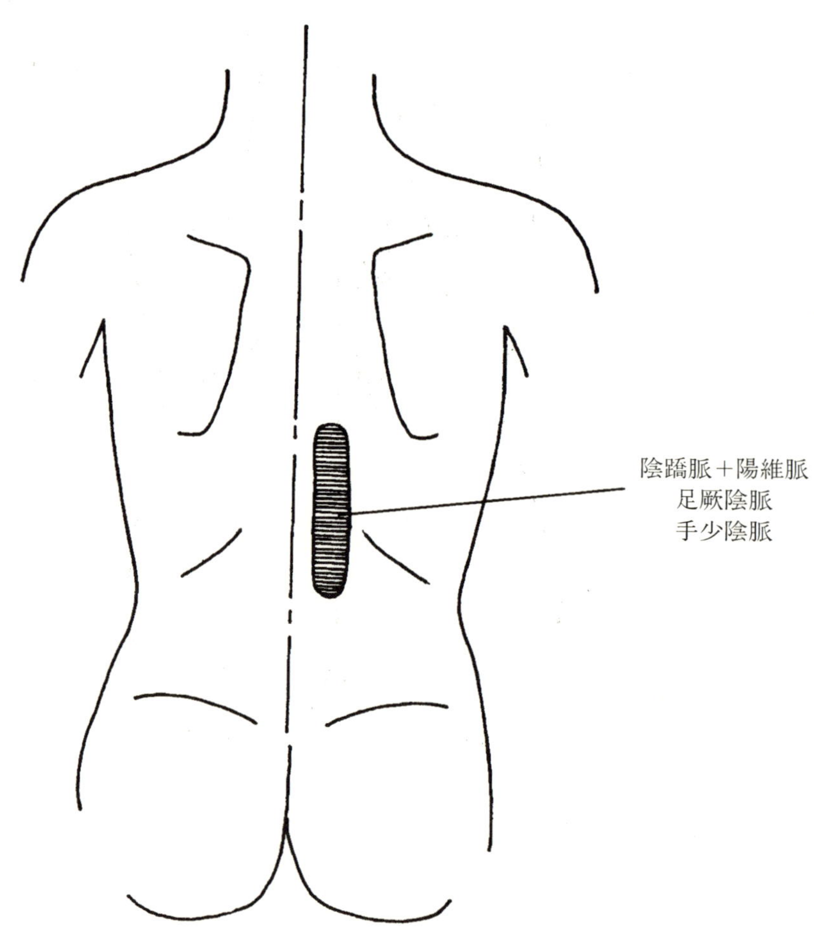

그림 51. 右背部痛의 奇經

2. 腰部의 질환

인류의 宿命이라고 말하는 腰痛은, 어깨결림과 함께 鍼灸師가 가장 많이 다루는 질환 가운데 하나이다.

腰痛은 너무 복잡하니 專門書에 양보하기로 하고, 여기서는 臨床에 필요한 動作痛에 따른 분류방법으로 해설하고자 한다.

1) 前屈痛

앞으로 몸을 굽힐 수가 없다. 陽維脈이 主가 되는데, 때로는 陰蹻脈을 더하는 일도 있다. 드물게 足厥陰脈도 있다.

痛症 부위는 志室에서 外側이며, 臀筋까지 넓은 부위에서 일어난다. (그림 52)

[症例] 男性 1937年生 회사원

허리는 이전부터 통증이 있었는데, 이번에 갑자기 前屈痛과 뒤치기痛이 강하다. 陽維脈 + 陰蹻脈에 테스터를 붙이고, 동작을 시켜 보았더니 痛症이 輕減하였다. MP鍼置鍼 肺虛證으로 3회로 治癒하였다.

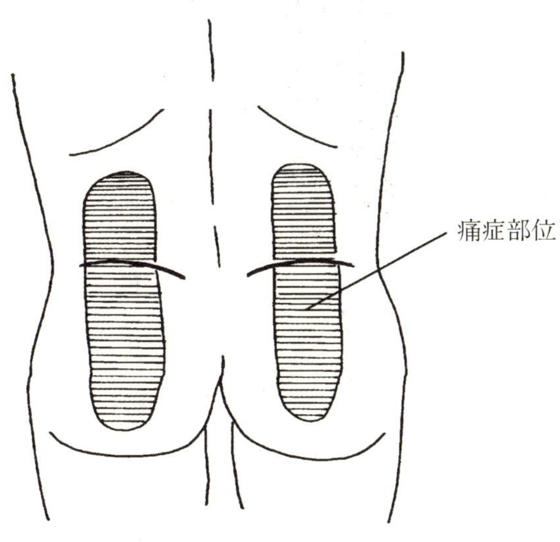

그림 52. 陽維脈의 腰痛

2) 後屈痛

허리를 펼 수가 없다. 앞으로 몸을 굽히면 편하다.

陰蹻脈, 때로는 衝脈을 더하는 일이 있다. (그림 53)

[症例] 男性 1942年生 영업

반 년 전부터 허리가 아파왔다. 작업중 무거운 물건을 자주 들기 때문에, 右
腰部를 중심으로 前屈痛이 있다.

病院에서는 腰椎가 어긋났다고 말했다.

陰蹻脈에 테스터를 붙이면 後屈痛은 輕減한다.

주 1회의 치료를 3회 하여 治癒하였다.

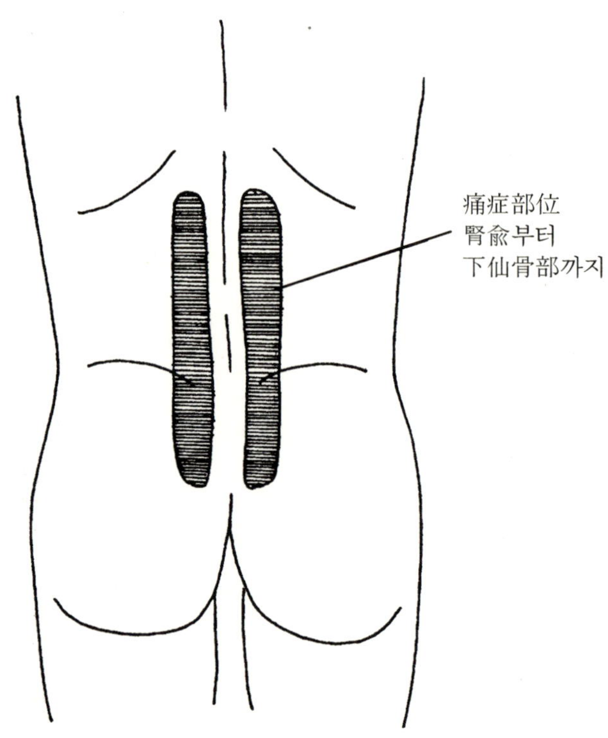

그림 53. 陰蹻脈의 腰痛

3) 側屈痛

옆으로 구부리면 아픈 腰痛이다.

陽維脈이나 帶脈, 이것에 陰蹻脈을 더하는 일도 있다.

4) 座位痛

의자에 앉거나 하면 아프고, 움직이는 것이 더 편한 腰痛이다.

肌肉이 약해져 있다고 보고 衝脈을 취하고, 때로는 陰蹻脈을 더하는 일이 있다. (그림 54)

5) 立位痛

서 있을 때나 보행하면 허리에 통증을 느끼는 증상으로, 腎이 虛한 것이다.

陰蹻脈, 이것에 衝脈 또는 陽蹻脈을 더하면 좋다.

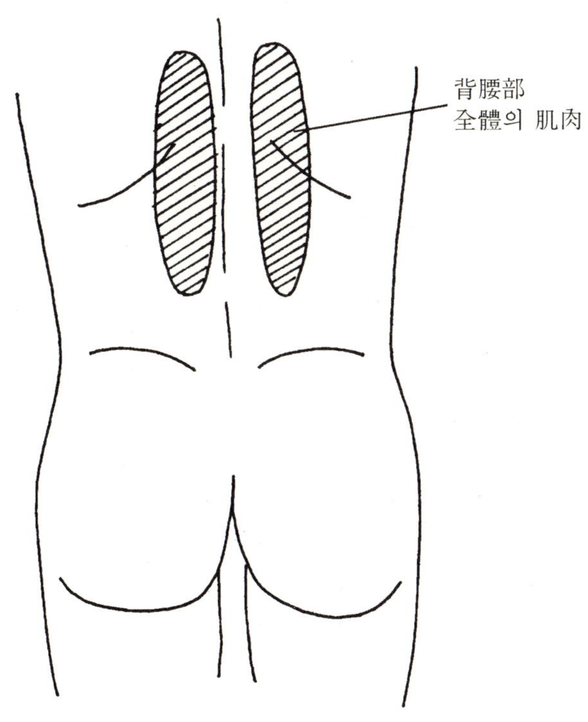

그림 54. 衝脈의 腰痛

제4절 上下肢의 疾患과 症例

1. 上肢의 질환

肩關節部, 肘部·前腕部·手關節部·指關節部의 넓은 범위에 그 症狀이 나타난다. 더러는 치료하기 어려운 症狀도 있다.

1) 頸腕症候群

外傷性 頸椎症候群이나 頸椎 變形에 의한 上肢의 저림이나 痛症을 總稱하는 말이다. 奇經은 督脈, 陽蹻脈, 陽維脈이 기본이다.

① 頸椎에 變形이 보이는 것

陽蹻脈을 중심으로 생각하고, 이것에 任脈과 陰蹻脈을 더하는 수가 있다.

[症例] 男性 1942年生 회사 사무

右肩痛과 右上腕 前腕에서 母指와 示指에 걸친 痛症과 저림, 특히 頸部를 後屈시키면 惡化하고 夜間痛도 있다.

잭슨 테스트 + 陽蹻脈을 취하고 집에서 金粒·銀粒을 붙이도록 했다.

肝虛證의 치료를 하고 12회로 治癒하였다.

② 肩胛骨 주위, 또는 側頸部의 軟部組織이 원인인 것

陰蹻脈, 足厥陰脈, 陽維脈.

2) 肩關節周圍炎(五十肩)

痛症이 三角筋의 前緣·中央·後緣으로 갈라져 痛症 부위에 따라서 奇經 패턴이 다르다. 그러나 공통되는 奇經 패턴은 陽維脈이나 足厥陰脈이다. (그림 55)

① 三角筋 前緣의 痛症 — 任 脈
② 三角筋 中央의 痛症 — 陽維脈
③ 三角筋 後緣의 痛症 — 陽蹻脈

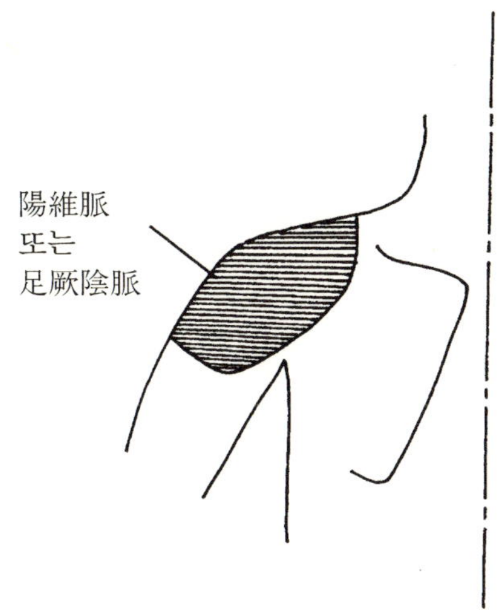

그림 55. 五十肩의 기본 奇經

또한 內臟에 病變이 있어 肩關節에 痛症이 나타나 있는 것은 전술한 바와 같이 足厥陰脈, 手少陰脈(肝臟 疾患)이나 陰蹻脈, 衝脈을 생각한다.

[症例] 女性 1944年生 회사 총무과장

右肩關節 주위가 아프고 夜間痛도 있다.

激務 때문에 藥에만 의존하고 있으면 上肢를 움직일 수 없게 된다고 했다. 앞으로 손을 들어 올리거나, 머리를 묶는 動作도 안 된다.

奇經은 足厥陰脈을 취하니 可動範圍가 넓어졌다. 집에서 뜸을 하였더니 편해졌다고 했다.

肺虛證으로 치료를 계속하여 18회 치료로 治癒하였다.

3) 肘關節痛(팔꿈치의 통증)

대부분이 外側上顆炎에 의한 것으로, 俗語로 테니스 엘보(肘), 골프 엘보(肘)라고 말하는 것이다.

陽維脈, 足厥陰脈, 때로는 手陽明脈, 陰蹻脈을 더하는 일이 있다. (그림 56)

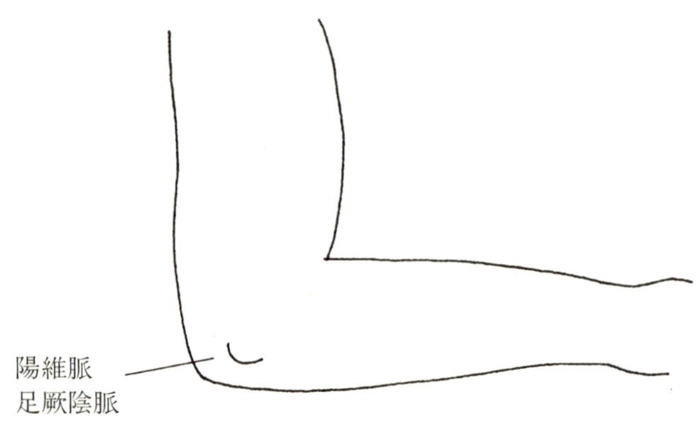

그림 56. 外側上顆炎의 奇經

[症例] 女性 1929年生 파트타임 근무

학교 급식을 補助하는 일을 하기 때문에 오른손을 많이 쓰고, 오른쪽 팔꿈치에서 前腕部에 痛症이 와서 칼자루를 잡기가 어렵다.

陽維脈에 테스터를 대면 握力이 생긴다. 金粒·銀粒 붙이기를 지시하고, 肝虛證으로 치료를 하여 4회로 좋아졌다.

4) 手關節部의 痛症

대부분이 腱鞘炎이다. 足厥陰脈이 특효를 나타낸다. 이 足厥陰脈을 사용하기 전에는 陽維脈을 취하였는데, 별 효험이 없는 경우도 많았다.

母指에 관계 있는 腱의 경우는 任脈을, 示指에 관계 있는 腱의 경우는 手陽明脈 등을 취하는 경우도 있다.

[症例] 女性 1929年生 주부

1년에 1~2회 정도 어딘가 몸에 이상이 있으면 來院하는 사람으로, 이번은 三味線을 배우기 시작하여 열심히 연습하였더니, 오른쪽 拇指에 腱鞘炎이 생겨서 아프다고 한다.

足厥陰脈을 골라서 테스터를 대니까 痛症이 줄어들어 집에서 뜸을 뜨게 하고 隔日로 來院하게 하였다. 肝虛證으로 치료, 10회로 治癒하였다.

5) 손가락의 痛症

손가락으로 찌르다가 삔 손가락[捻挫], 彈發指 등이 있는데, 足厥陰脈을 중심으로 생각한다.

[症例] 女性 1954年生 주부

오른쪽 中指 基節關節이 아프며 前腕과 肩部까지 아프다고 한다.

足厥陰脈과 陽維脈의 각 主穴에만 테스터를 대면 여러 症狀이 가벼워진다.

집에서 金粒·銀粒을 붙이게 하고, 肺虛證의 치료를 9회 하여 治癒하였다.

2. 下肢의 질환

重症인 것은 椎間板 헤르니아에 따른 下肢의 저림과 痛症이나 腰椎의 변형에 따른 下肢의 異常感 등이 있다.

무릎병[膝痛]이나 足部의 病變 등 下肢의 질환은 여러 가지이다.

기본적으로는 허리[腰] 調整을 하여야 한다.

1) 坐骨神經痛

이것은 나타나는 症狀에 따라 여러 가지 奇經 패턴이 생각되지만, 筆者는 臨床經驗에서 다음의 奇經을 취하는 때가 많다.

陰蹻脈, 陽蹻脈, 任脈, 陰維脈, 帶脈.

[症例] 女性 1946年生 자영업 조수

우리 病院에 오기 전까지 10개월이 지났고, 病院에서는 椎間板脫出症(헤르니아)으로 診斷되었다.

右腰臀部에서 大腿部, 下腿部 後側의 痛症이나 足部와 발끝의 저림이 있고, 허리를 前屈하면 더 아프다.

陰蹻脈과 陽維脈을 짝짓기에 따라 前屈時의 痛症과 저림은 줄어들었으나 아직 남아 있다.

本治法은 肺虛證, 腎虛證 등으로 바꾸고, 奇經灸를 집에서 행하게 하였다. 이 환자는 약 7개월 걸려 거의 좋아졌으나, 현재도 약간은 症狀이 남아 있다.

2) 股關節痛

陽維脈, 帶脈, 陰蹻脈, 때로는 足厥陰脈이 있다. (그림 57)

[症例] 女性 1968年生 인쇄회사 근무

양쪽 先天性 股關節脫臼 手術을 여러 차례 받았으나 症狀이 나쁘고 步行이 힘들다. 步行時는 補助가 필요하고 安靜 때도 아프며, 股關節의 開脚 때도 고통을 호소하고 있다.

陰蹻脈을 奇經腹診에서 골라서 테스터를 붙이자 步行과 開脚에도 편해졌다고 한다.

本治法은 肝虛證으로 주 2회 치료하였다. 그 동안은 집에서 金粒·銀粒을 붙였고, 현재는 補助도 필요 없이 오래 걸을 수 있게 되었다.(대부분은 陽維脈을 취하지만 이 女性은 陽維脈이나 帶脈은 맞지 않았다)

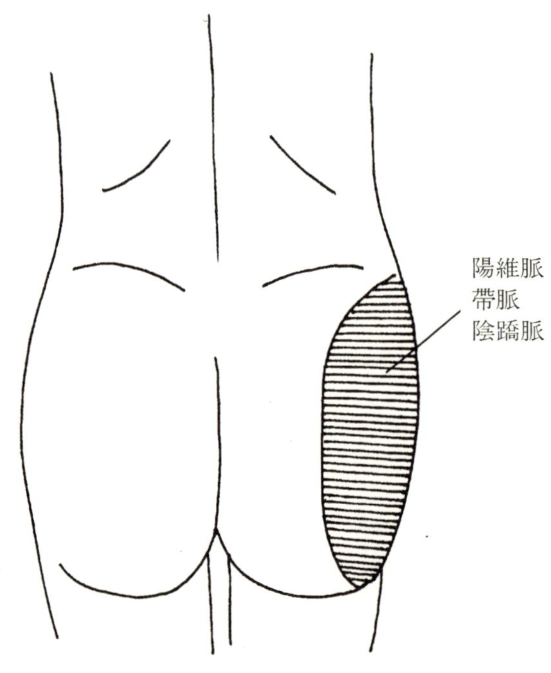

그림 57. 股關節痛의 奇經

3) 무릎의 병(膝痛)

腰痛 질환과 같이 복잡하다.

鍼灸師로서 腰痛과 함께 무릎 질환을 고치면 한 사람 몫을 한다고 할 수 있다. 또한 무릎 질환의 症例는 대단히 많은데, 여기서는 대표적인 것만 들겠다.

① 膝前外側痛 (그림 58)

足陽明脈.

[症例] 女性 1932年生 사무

오른쪽 무릎이 붓고 계단을 오르내릴 때나 움츠릴 때 아프다. 右와 左의 腫脹은 주위보다 14㎜ 차이가 있다.

前外側이 아프다고 하므로 足陽明脈에 테스터를 대고 屈身 動作을 시켜 보면 痛症이 줄고, 左右 주위의 腫脹의 차이도 8㎜ 줄어들었다.

집에서 施灸해 보도록 하고, 本治法 肝虛證으로 행하여 3개월로 治癒하였다.

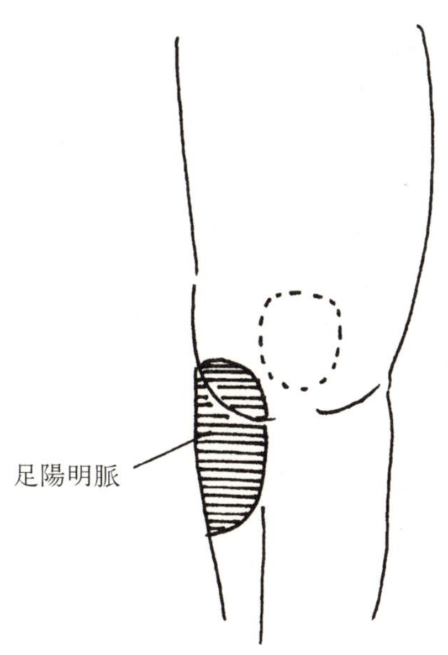

그림 58. 膝前外側痛의 奇經

② 膝前內側痛 (그림 59)

衝脈.

[症例] 男性 1934年生 기계공

　腰痛의 치료 때문에 정기적으로 來院하던 患者가 공장에서 디딤틀(臺)을 잘 못 디뎌서 왼쪽 무릎을 삐었다. 腫脹과 熱이 있었으나 衝脈으로 輕減, 집에서 施灸토록 하고 肝虛證으로 치료, 3회 치료로 골프를 치러 다닐 정도가 되었다.

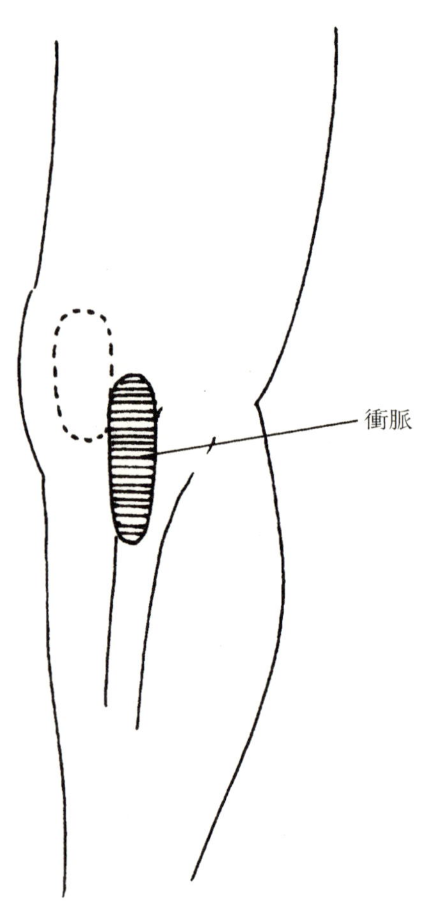

그림 59. 膝前內側痛의 奇經

③ 膝內側痛 (그림 60)

足厥陰脈.

[症例] 男性 1950年生 회사원

오른쪽 膝內側痛으로 계단을 내려올 때나 앉았다가 일어설 때 아프다. 부은 것은 왼쪽과의 차이가 15㎜이다. 足厥陰脈에 테스터를 대면 左右의 차이가 8㎜로 줄어든다. 물론 動作痛도 줄어든다. 집에서 뜸을 뜨도록 하고, 肝虛證으로 치료를 계속하였다. 도중에 왼쪽도 아파졌는데, 足厥陰脈에 足陽明脈의 主穴, 陷谷을 추가했더니 症狀이 가벼워졌다.

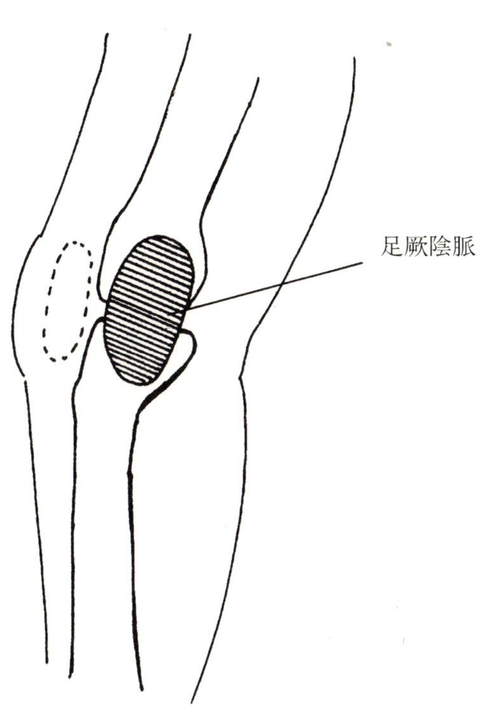

그림 60. 膝內側痛의 奇經

④ 膝外側痛 (그림 61)

陽維脈, 足厥陰脈.

⑤ 膝後側痛

이것은 무릎뼈(膝窩)가 부어서 아픈 경우와, 大腿 後側의 筋群, 腓腹筋에 이상이 있어서 아픈 경우가 있다.

陰蹻脈, 足厥陰脈 등 腰臀部까지의 관찰이 필요하다.

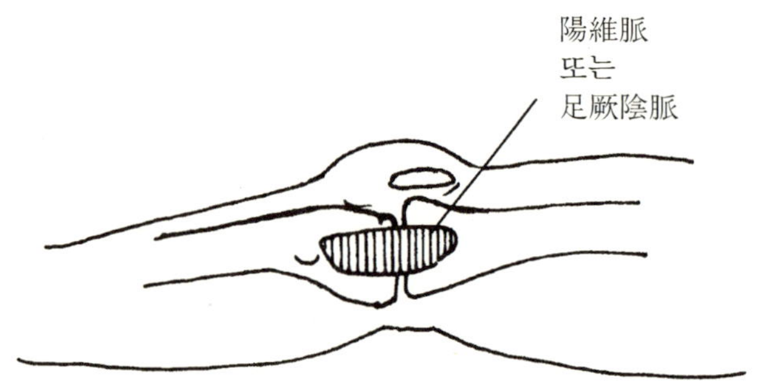

그림 61. 膝外側痛의 奇經

4) 足部의 痛症

① 아킬레스 腱이나 踵骨痛 (그림 62)

陰蹻脈.

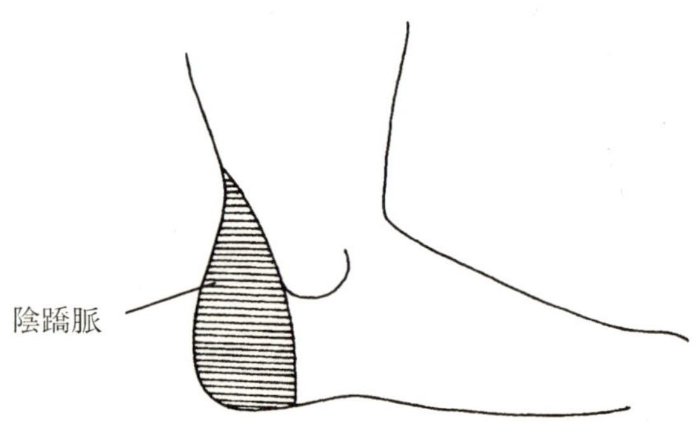

그림 62. 아킬레스 腱, 踵骨痛의 奇經

② 痛 風 (그림 63)

衝脈, 陰蹻脈.

[症例] 男性 1942年生 자영업

오래전의 일인데, 주부가 딸을 안고 來院, 침대에까지 기어서 온 환자이다.

左右의 第1 中足趾節關節이 빨갛게 부어서 번들거렸다. 약간 대기만 해도 아프다고 큰 소리를 낸다. 술과 肉食을 매일같이 먹는다고 한다.

테스터로 衝脈을 선정하니 痛症이 약간 줄어들었다. 腎虛脾實證으로 本治法을 하고 公孫 5壯, 內關 3壯의 奇經炎을 되풀이하니 痛症이 반감하였다. 여러 차례 치료하여 어느 정도 痛症이 줄어들면서 오지 않게 되었다. 물론 그 후 腰痛과 肩關節痛으로 때때로 병원을 찾아오고 있다.

③ 足關節捻挫(外側)

陽維脈 아니면 陽蹻脈.

④ 足關節捻挫(內側)

陰蹻脈.

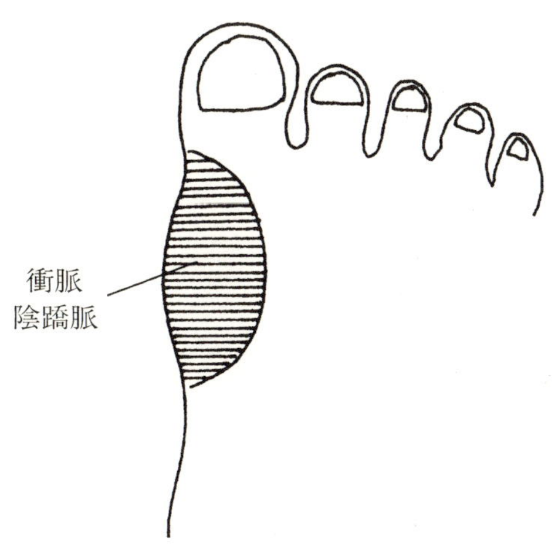

그림 63. 痛風의 奇經

제5절 胸部의 疾患과 症例

胸部는 外側 肋間痛도 있으나, 여기서는 內部의 질환을 설명한다.

1. 心臟 질환

東洋醫學에는 '心은 病들지 않는다'고 하여, 선천적인 氣質異常 외에는 病이 되지 않는다고 보고 있다. 그러나 老化가 진행함에 따라 心臟도 衰弱해지는 것이다.

重篤한 것으로는 心筋梗塞, 狹心症이 대표적이다.

1) 心筋梗塞·狹心症
衝脈, 陰維脈, 足厥陰脈, 手少陰脈.

[症例] 男性 1900年生
高齡이지만 게이트볼을 즐기고 있었는데, 겨울철이 되자 左胸과 心下部가 아프고 괴롭다. 病院에서 니트로 글리세린을 받아 常用하고 있었는데, 가족이 걱정하며 데리고 왔다.

足厥陰脈으로 고통이 풀리자 집에서 뜸질을 한 결과 겨울을 고통 없이 지닐 수 있었다.

2) 動 悸
陰維脈.

3) 不整脈
陰維脈, 衝脈에 陰蹻脈을 더하는 일도 있다.

2. 呼吸器 질환

늘상 鍼灸師가 대하는 것으로는, 氣管支炎·氣管支喘息·咳嗽 등이 있다.

1) 氣管支炎
任脈, 衝脈, 陰維脈, 足厥陰脈.

2) 氣管支喘息
現代醫學에서는 根治가 어렵지만, 經絡治療에서는 最適應症이다. 奇經治療는 그 補助療法으로서 또는 養生法으로서 훌륭한 治療法이다.
陰維脈, 衝脈 또는 任脈, 陰蹻脈.

[症例] 男性 중학생 小兒喘息
이 症例는 이전에 일본 醫學雜誌《醫道의 日本》에 발표된 것이다.
來院 때 發作으로 괴로워했다. 테스터를 任脈·衝脈에 대었는데 효과가 없고, 陰維脈에 대자 發作이 잦아졌다.
脾虛肝虛證으로 치료하였다. 집에서는 內關에 뜸 5壯, 公孫 5壯을 3회 반복하도록 하였다.
1년간의 치료로 治癒되었다. 治療師가 되어서 좋았다고 생각되는 症例이다.

3) 咳 嗽
이것도 간단히 멈추는 것에서부터, 좀처럼 멎지 않는 것까지 있다.
여간해서 낫지 않는 기침은 慢性氣管支炎이나 肺炎을 의심해야 한다.
任脈, 陰蹻脈, 陰維脈, 足厥陰脈.

제6절 腹部의 疾患

腹部는 上腹部(大腹)와 下腹部(小腹)로 나누어 설명하기로 한다.

腹部의 질환은 너무나 많다.

여기에서는 日常 臨床에서 잘 만날 수 있는 질환에 대하여 설명하기로 한다.

1. 上腹部의 질환

주로 膵臟, 胃, 肝臟, 膽囊의 질환이다.

1) 膵·胃의 질환

근래 肝臟病과 함께 膵臟 질환이 증가하고 있다. 超音波診斷器가 개발되기까지는, 現代醫療는 膵臟에 病變이 있어도 胃 질환으로 진단하여, 때를 놓쳐 버린 경우가 자주 있었다.

우리들 經絡治療師는, 이것을 早期에 판단하고, 膵臟에 病變이 있다는 것을 잘 지적하여 치유한 경험을 갖고 있다.

患者를 잘 診察하는 것이 착오를 예방하는 일이다.

① 膵臟 질환

특효가 있는 것이 足厥陰脈이다. 다음에 陽維脈과 陰蹻脈이다. (그림 64)

[症例] 男性 1955年生 영업사원

腰椎 삔 것[捻挫]으로 來院했는데, 치료하여도 또 腰痛을 일으켰다. 자세히 診察하니 膵臟炎이었다. 일반 병원에서는 전혀 치료 효과가 없었다고 하였다. 陽維脈과 陰蹻脈을 취하고, 집에서 뜸질 할 것을 지시하여 주 2회의 치료를 계속하여 治癒하였다.

② 胃 질환

胃潰瘍, 十二指腸潰瘍, 急性胃炎, 神經性胃炎, 胃擴張 등에 따르는 더부룩함이나, 胃部의 痛症, 不快感 등이 생긴다.

陰蹻脈, 陰維脈, 衝脈, 足厥陰脈 등을 생각한다.

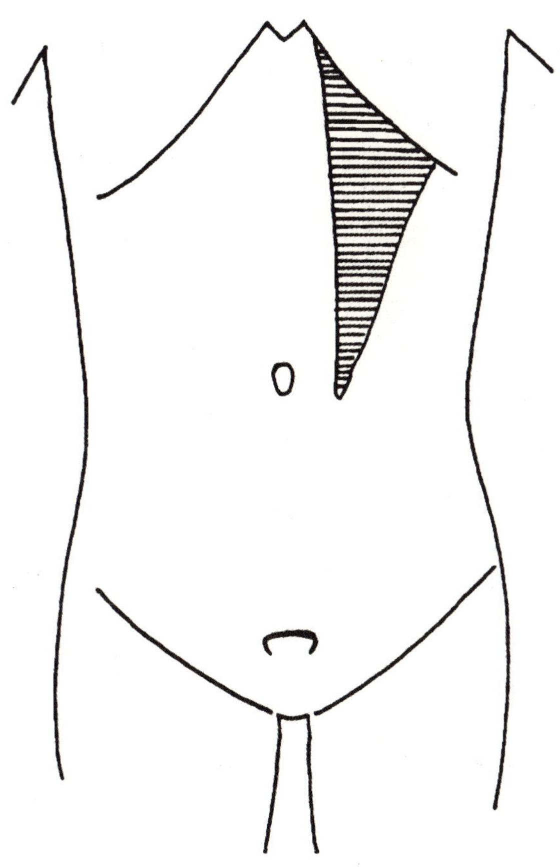

그림 64-1. 膵臟 질환의 反應出現 부위

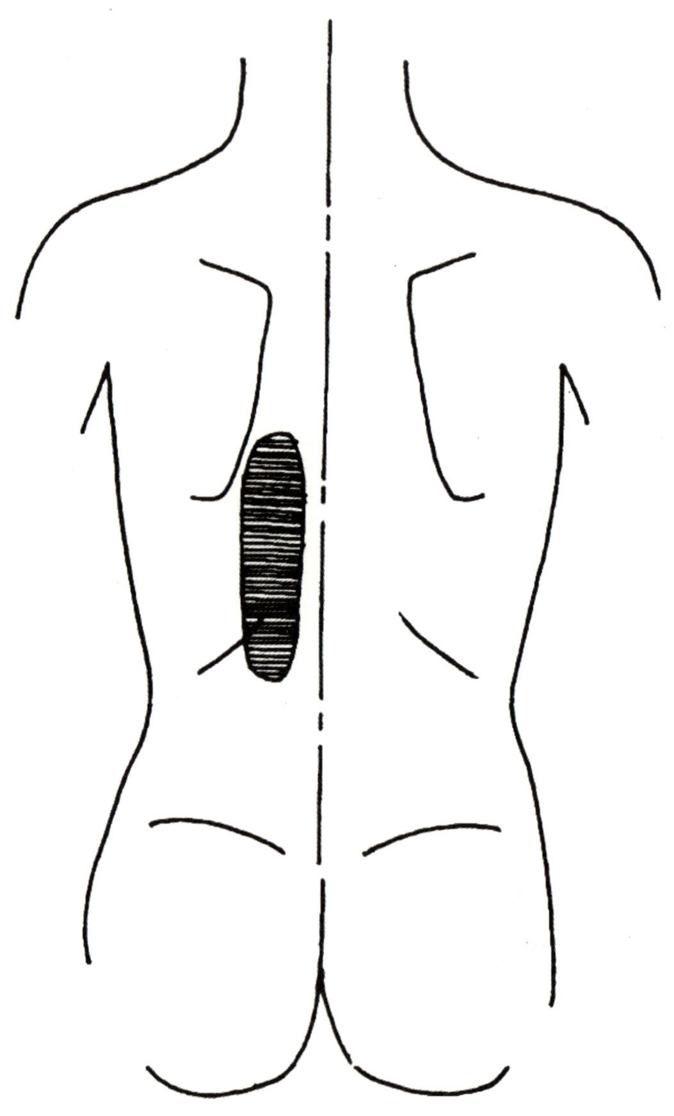

그림 64-2. 膵臟 질환의 反應出現 부위

2) 肝·膽囊 질환

지금부터 21세기는 肝炎의 시대가 되리라고 예언하는 醫學者가 있을 정도로 이 질환은 늘어가고 있다.

肝臟炎과 膽囊 질환은 크게 내용이 다른데, 奇經治療에서는 거의 같이 생각하고 치료에 임해도 좋다고 보는 것이다.

手少陰脈, 足厥陰脈, 陽維脈에 陰蹻脈을 더해도 좋다. (그림 65)

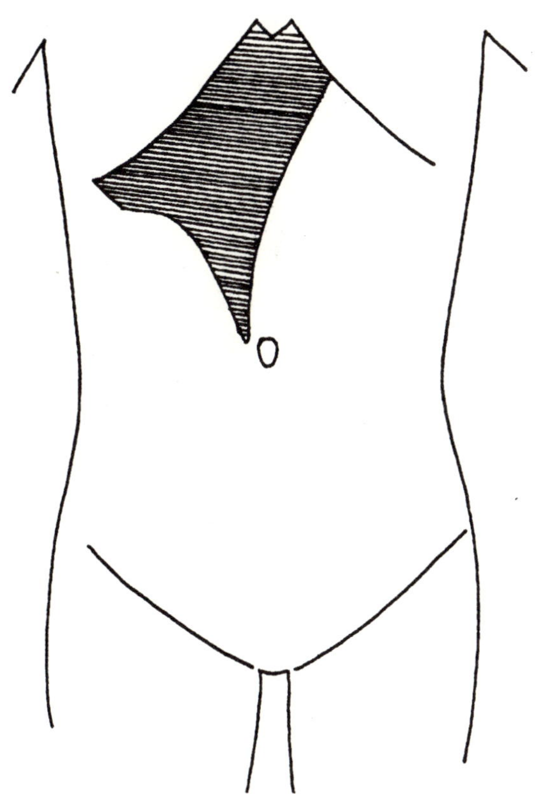

그림 65-1. 肝·膽囊 질환의 反應出現 부위

162

[症例] 男性 1928年生 공구점 경영

腰痛을 치료하러 왔는데, 慢性肝炎 반응으로 오른쪽에 腰痛이 일어난 사람이다. GOT·GPT가 모두 200 이상이라고 했다. 心下部가 딱딱하고 캥기는 것으로 보아 肝臟病임을 한눈으로 알 수 있었다.

陽維脈과 足厥陰脈을 집에서 施灸하도록 하고, 肝虛脾實證 등의 證으로 주 3회 치료하여, 1년 후 정상으로 되었다.

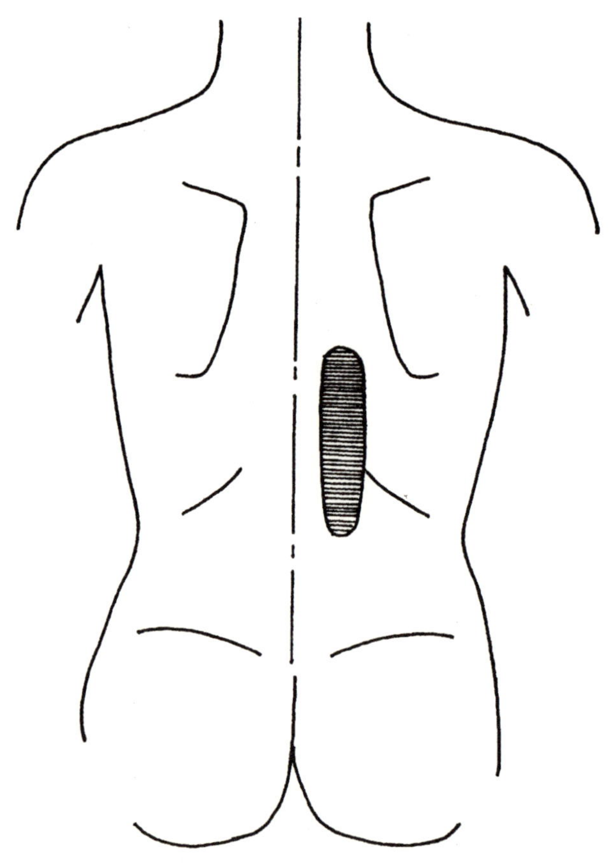

그림 65-2. 肝·膽囊 질환의 反應出現 부위

2. 下腹部의 질환

1) 大腸의 질환

보통 來院患者 가운데 가장 많이 호소하는 것이 便秘이다. 때로는 大腸炎, 虫垂炎, 過敏性大腸炎 등의 질환도 있다.

① 虫垂炎

대부분 醫療機關에 가서 手術을 받고 있는데, 經絡治療와 奇經治療는 뚜렷한 효력이 있다.

足陽明脈으로, 또는 氣海에 뜸을 더하면 좋다.

[症例] 女性 1944年生 파트타임 근무

무엇인가 몸에 이상이 생기면 찾아온다. 이번에는 右下腹部에 痛症이 있었다. 무척 아픈 듯 顔面蒼白, 手足厥冷, 胃部不快感이 있었다.

마크바네 점에 손을 대면 몹시 아프다고 했다. 急性虫垂炎이었다. 足陽明脈에 테스터를 대자 痛症은 輕減했다. 本治法은 脾虛胃實證. 陷谷 → 合谷과 氣海穴에 뜸으로 치유하였다.

② 大腸炎·過敏性大腸炎

陰蹻脈과 衝脈 또는 任脈.

[症例] 男性 1939年生 파트타임 근무

외출하려고 하면 설사를 한다든가 腹痛을 일으켜서, 일하러 갈 수가 없었다.
病院에서도 過敏性大腸炎이라는 진단을 내렸다.
衝脈과 陰蹻脈을 取하고 집에서 뜸을 뜨도록 하였다.
肺虛證으로 本治法을 하고, 8회로 治癒했다.

2) 膀胱 질환

膀胱炎 등에는 매우 효과가 뛰어나다. 前立腺炎이나 前立腺肥大도 최적응증이다.

① 膀胱炎

任脈, 陰蹻脈이 중심이 된다.

[症例] 女性 1926年生

頻尿와 殘尿感과 排尿痛이 있다. 子宮筋腫 수술을 40세에 받고, 그 후 자주 膀胱炎을 앓았다.

테스터로 任脈을 취하고, 집에서 金粒·銀粒을 붙이게 했다. 肝虛證으로 치료하여 나았다.

② 前立腺炎·前立腺肥大

任脈, 陰蹻脈 아니면 足厥陰脈.

[症例] 男性 1943年生 회사원

排尿 때 약간 힘들고 또 排尿를 잘 抑制할 수가 없었다. 檢査에서 血尿도 있다고 했다. 藥을 먹고 있는데 좀처럼 좋아지지 않아서 來院했다.

테스터로 足厥陰脈과 任脈을 취하고, 집에서 뜸을 하도록 했다. 腎虛證으로 치료를 해서 치유시켰다.

3) 腎臟 질환

臟의 病은 낫기 힘들고, 經絡治療에 따른 本治法이 절대로 필요하다.

그러나 가정에서 그 補助療法으로서 奇經治療를 받아들여 치료하는 것은 完治하는 지름길이다.

① 慢性腎炎
陰蹻脈, 衝脈.

② 腎臟結石·尿管結石
足厥陰脈, 때로는 陰蹻脈.

4) 痔 疾

痔가 나쁜 사람은 매우 많은데, 부끄러워하여 그다지 來院하지 않는다. 그러나 手術은 하고 싶지 않고, 아파서 견딜 수 없다는 등의 이유 때문에 치료받으러 來院하는 일이 가끔 있다.

任脈, 陰蹻脈, 督脈, 任脈의 變法으로서 孔最 → 照海를 취하는 일도 있다.

그러나 痔疾에는 特效穴도 좋은 효과가 있고, 이것에 本治法과 奇經治療를 하면 根治되는 것은 당연하다.

[症例] 男性 1937年生 연료판매업

전부터 痔核이 많이 나와 있었다. 이번에는 밤을 새워 마작을 하고, 이튿날 골프를 하였으며, 추위로 엄지손가락 크기의 痔核이 생겼다. 痛症도 심하다고 했다.

陰蹻脈을 取穴하고, 百會, 孔最, 陶道, 陽關穴 등을 집에서 뜸질하도록 지시했다.

脾虛證으로 치료하여 1개월 만에 치유되었다. 물론 환자 자신의 養生도 중요하다.

제7절 婦人科 疾患과 症例

가장 많은 症狀이 月經痛인데, 奇經治療는 많은 女性의 고민을 없애는 데 가장 적당한 治療法이다.

또한 婦人科의 病 전반에 효과가 있음은 말할 것도 없다.

1. 乳腺炎 (그림 66)

月經과 관계가 있고, 足陽明脈 또는 手陽明脈에 陰蹻脈 또는 衝脈을 더한다.

[症例] 女性 1949年生 영업

腰痛이나 어깨결림, 生理痛 등으로 때때로 來院했는데, 어느 때 乳腺炎으로 側胸部나 前胸部가 아프다고 했다.

足陽明脈과 陰蹻脈에 테스터를 대니까 痛症이 거의 輕減, 肝虛證으로 本治法을 행하고 집에서 金粒·銀粒을 붙이게 했다. 2회의 치료로 좋아졌다.

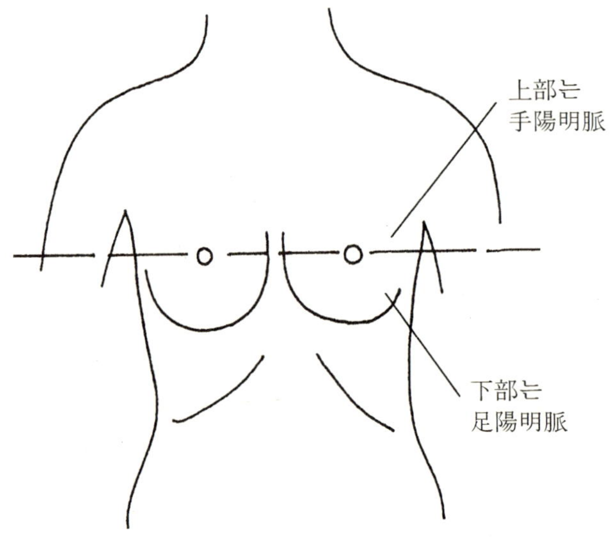

그림 66. 乳腺炎의 奇經

2. 月經異常

1) 月經痛

陰蹻脈, 任脈, 衝脈, 때로 帶脈.

月經痛의 症例는 많이 있어, 특히 신기한 일도 아니다.

[症例] 女性 1958年生 일본어 교사

月經痛 때문에, 매달 일도 못하고 누워만 있었다고 한다. 테스터로 調査해 보니까 陰蹻脈에 반응이 있었다.

金粒・銀粒을 매일 붙이도록 하고, 주 2회의 치료, 三陰交와 次髎穴에도 시술하였다. 1회 치료를 한 뒤 生理痛은 이전의 반 정도, 2회 치료를 한 뒤에는 대부분 없어졌다.

2) 不正出血

衝脈, 陽蹻脈, 任脈.

3. 子宮 질환

1) 子宮後屈

陰蹻脈, 任脈, 衝脈, 督脈.

2) 子宮脫

任脈, 陰蹻脈, 衝脈, 足厥陰脈, 督脈.

3) 子宮筋腫

貧血이 심하지 않는 한 치료는 된다. 衝脈, 陰蹻脈, 任脈, 足厥陰脈의 짝짓기가 중요하다.

제8절 自律神經系의 疾患과 症例

自律神經의 不安定이나 失調症 등의 여러 症狀은 끝이 없다. 여기에서는 몇 가지 예로 그치는데, 기본은 똑같다.

1. 眩氣症

여러 종류의 眩氣症이 있다. 完骨·翳風穴 부근의 緊張이 느슨해지도록 奇經을 선택하면 좋다. (그림 67)

1) 몸을 움직이면 眩氣症이 난다.
陽維脈, 足厥陰脈, 任脈을 더하는 일도 있다.

2) 누워 있어도 眩氣症이 난다.
陽維脈, 足厥陰脈.

3) 섰을 때 휘청거린다.
陰蹻脈, 任脈, 陽維脈.

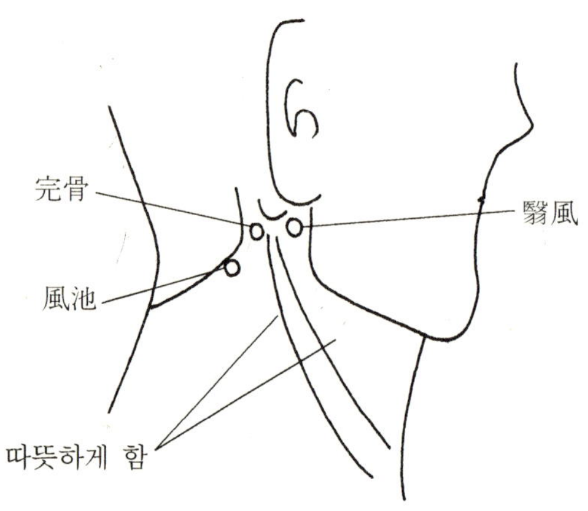

그림 67. 현기증 치료 포인트

2. 不眠症

잠들기가 힘들다, 밤중에 잠을 깬다, 전혀 잘 수가 없다 등 여러 유형이 있다.
그러나 그것은 本治法에 넘기고, 여기서는 공통의 奇經 패턴을 설명하기로 한다.

陰維脈, 陰蹻脈, 衝脈, 足厥陰脈.

[症例] 女性 1934年生 주부

잠들기가 힘들어 여러 해 곤란을 겪고 있다.

衝脈의 반응이 있으므로 집에서 뜸을 뜨도록 했다. 오랜 不眠症이 없어졌다
고 했다.

3. 皮膚 질환

皮膚科의 病도 여러 가지이며, 專門醫에게 맡기지 않으면 안 되는 것도 있다.

그러나 우리들에게 치료를 받으러 오는 환자 가운데에는, 일반 병원 專門醫
들에게 診療를 받아도 치유되지 않아서, 곤란을 겪은 나머지 鍼灸治療의 도움을
받으러 오는 사람이 많다.

手陽明脈, 衝脈, 陰蹻脈, 任脈.

1) 아토피성 皮膚炎

足厥陰脈, 任脈, 督脈, 陽蹻脈, 陰蹻脈.

이 症例는 매우 많은데, 대표적인 것을 소개해 둔다.

[症例] 男性 1955年生 공무원

어릴 때부터 아토피성 皮膚炎이 있었다. 眼瞼의 內側이 아토피로 거칠어져서
角膜을 傷하게 하여, 視力이 低下되어 來院한 사람이다.

皮膚의 病證은 매우 심하여, 가려움으로 괴롭다고 한다. 기본은 任脈, 때로
足厥陰脈을 사용하기도 하는데, 어느 정도에서 皮膚의 가려움이나 거칠어짐도
安定되고 있다. 물론 눈쪽도 좋아지고 있다. 계속 치료중이다.

제9절 內分泌系의 疾患과 症例

1. 甲狀腺 질환

바세도氏病이나 크레아틴病 등이 있다.

기본적으로는 足厥陰脈, 陰蹻脈과 衝脈이다. 어느 쪽이라도 流注的으로 보면 肝經이 중심이 된다.

本治法을 主眼에 두고 補助治療法으로서 奇經治療를 더한다면 뚜렷한 효과를 얻는다.

2. 류머티스

多發性 관절 류머티스 등, 현재로서는 고칠 방법이 없는 것이 사실이다. 그러나 經絡治療와 奇經治療를 짝지어서 치료한다면 發病 후 2년 이내의 것은 고칠 수가 있다. 그러나 불행하게도 그 이상 경과한 병도 이 經絡治療를 함으로써 진행을 멈추게 할 수는 있다.

奇經 패턴은 全 패턴을 다 생각할 수 있는데, 여기에서는 기본적인 패턴을 소개한다.

督脈, 陽蹻脈, 足厥陰脈, 衝脈, 陰蹻脈 등. 물론 류머티스에 倂發하는 여러 症狀이 있을 경우, 이 패턴은 종종 변한다는 것은 당연하다.

[症例 1] 女性 1951年生 주부

두 번째 아기를 出産한 후, 手指關節, 무릎과 발의 中足指節關節이 붓고, 아침에 硬結이 심했다. 醫師는 류머티스 反應이 나오지 않는다고 말하고 있는데, 筆者는 류머티스로 결정하고 早期治療를 받으라고 권했다.

테스터로 足厥陰脈과 衝脈을 취하고, 脾虛肝虛의 本治法으로 약 3개월 치료하고 治癒되었다.

[症例 2] 女性 1951年生 前 초등학교 교사

發病 후 20년, 筆者가 치료를 시작한 지 15년 정도 된다. 류머티스와 더불어 살고 있다. 류머티스의 진행과 筆者의 鍼灸技術이 동일하다면 진행을 지연시킬 수 있으므로, 끝까지 같이 해 보자고 하면서 치료하고 있다.

이 환자는 류머티스 專門醫로부터 치료를 받았으므로, 金療法을 비롯하여 많은 投藥을 하고 있었다. 그러나 筆者의 經絡治療를 믿고서 현재 아침의 硬結에 坐藥을 사용할 뿐 다른 藥을 복용하고 있지 않다.

단지 최근에는 류머티스의 炎症이 內臟의 여러 器官에도 발생하여 病의 뿌리가 깊음에 다시 놀라고 있다.

기본적으로 취하고 있는 奇經은 督脈, 足厥陰脈, 이전에는 衝脈, 陰蹻脈도 그 症狀에 맞추어서 取穴했다.

> *本文 안에 本治法의 症이 記載되어 있는데, 앞에도 소개한 바와 같이 筆者는 正經을 調整하는 本治法과 奇經治療를 日常의 臨床에서 시행하고 있다.

특히 奇經治療는 救急法으로서, 가정에서는 養生法으로서 중요한 역할을 다하고 있다. 그리하여 本治法의 補助療法으로서 특히 治效가 있고 重寶로 여기고 있다.

물론 奇經治療 단독으로도 충분한 효과가 있는데, 고통받는 환자를 더 빨리 좋아지게 하기 위하여 臨床에서는 本治法도 더하고 있음을 이해하기 바란다.

參 考 文 獻

南京中醫學院醫經教研組,《黃帝內徑素問》

高　武,《鍼灸聚英發揮》

南京中醫學院醫經教研組,《難經解說》

本間祥白,《圖解十四經發揮》

李時珍,《奇經八脈攷》

長友次男,《長友·MP鍼灸講話八十八輯》

間中喜雄,《醫家の爲の鍼術入門講座》

山本常夫,《奇經治療》

城戶勝康,《奇經治療》

城戶勝康,《經脈治療必携》

和田清吉,《新しい鍼灸臨床入門》

和田清吉,《二穴治療法》

福島弘道,《經絡治療要綱》

福島弘道,《わかりやすい經絡治療》

東洋はり醫學會 經穴委員會,《要穴の部位と取り方》

山下詢,《正奇經統合理論とその臨床》

宮脇和登,《實踐奇經(二經)治療簡便表》

東洋はり醫學會 北大阪支部,《十周年記念論文集》

글을 마치며

原稿를 쓰면서 自身이 걸어온 길을 되돌아보았다.

21년의 세월 동안 경험한 것을 이것저것 쓰려고 생각했다.

그러나 막상 써 보니 이 정도밖에 되지 못했다.

환자의 몸을 고치는 데는, 이 治療法이 다는 아니다. 經絡治療에서는 本治法이 필요하다. 그렇지만 救急法으로서, 간단한 治療로서, 養生法으로서, 그 使用方法에 따라서 效果는 크다.

매일 臨床中 八總穴에 集約된 이 治療法을 생각해 낸 古人은, 얼마나 위대한 인물이었나에 새삼 감탄하고 있다. 實踐하여 가다보면 오묘함이 깊어지지만, 初心者든 누구든 바로 實踐할 수 있다는 것은 훌륭한 것이다.

이 책을 읽는 것만이 아니라 實踐함으로써 奇經治療를 自由自在로 사용하기 바란다.

出版을 하는 데에는 많은 분으로부터 도움을 받았다. 특히 關西醫療學園 理事長 武田秀孝 선생, 出版을 快히 맡아 주신 谷口書店 谷口直良 사장께 깊이 감사 드리는 바이다.

企劃, 資料收集, 淸書 등에 도움을 받은 前田順一郎, 岡井繁和, 福井邦仁, 千葉宣秀, 川崎裕造, 尾田多津美, 平原요시(よし)子, 徐京徹의 諸君에게 마음으로 고마움을 보낸다. 또 東洋鍼(はり)醫學會 北大阪支部 役員 및 宮脇鍼灸院 助手 OB의 여러 분에게 끝없는 應援에 대해 감사하는 바이다.